Patiënt en recht in de apotheek

Patiënt en recht in de apotheek

mr Jurriane A. Rendering

Bohn Stafleu van Loghum
Houten 2009

© 2009 Bohn Stafleu van Loghum, onderdeel van Springer Uitgeverij
Alle rechten voorbehouden. Niets uit deze uitgave mag worden verveelvoudigd, opgeslagen in een geautomatiseerd gegevensbestand, of openbaar gemaakt, in enige vorm of op enige wijze, hetzij elektronisch, mechanisch, door fotokopieën of opnamen, hetzij op enige andere manier, zonder voorafgaande schriftelijke toestemming van de uitgever.
Voor zover het maken van kopieën uit deze uitgave is toegestaan op grond van artikel 16b Auteurswet 1912 j° het Besluit van 20 juni 1974, Stb. 351, zoals gewijzigd bij het Besluit van 23 augustus 1985, Stb. 471 en artikel 17 Auteurswet 1912, dient men de daarvoor wettelijk verschuldigde vergoedingen te voldoen aan de Stichting Reprorecht (Postbus 3051, 2130 KB Hoofddorp). Voor het overnemen van (een) gedeelte(n) uit deze uitgave in bloemlezingen, readers en andere compilatiewerken (artikel 16 Auteurswet 1912) dient men zich tot de uitgever te wenden.

Samensteller(s) en uitgever zijn zich volledig bewust van hun taak een betrouwbare uitgave te verzorgen. Niettemin kunnen zij geen aansprakelijkheid aanvaarden voor drukfouten en andere onjuistheden die eventueel in deze uitgave voorkomen.

ISBN 978 90 313 7234 8
NUR 879

Ontwerp omslag: Studio Bassa, Culemborg
Ontwerp binnenwerk: TEFF (www.teff.nl)
Automatische opmaak: Pre Press Media Groep, Zeist

Bohn Stafleu van Loghum
Het Spoor 2
Postbus 246
3990 GA Houten

www.bsl.nl

Inhoud

		Voorwoord	**1**
1		**Inleiding**	**5**
	1.1	Toelichting op de hoofdstukken	6
	1.2	Apotheker en apothekersassistente	6
2		**Het patiëntenrecht**	**9**
	2.1	Wie bedoelen we met patiënt?	9
	2.2	De rechten van de patiënt	10
	2.3	Waar vinden we de rechten van de patiënt?	11
	2.3.1	De Wet op de geneeskundige behandelings-overeenkomst (WGBO)	12
	2.3.2	De Wet klachtrecht cliënten zorgsector (WKCZ)	13
	2.3.3	De Kwaliteitswet zorginstellingen (KWZ)	13
	2.3.4	Wet beroepen in de individuele gezondheidszorg (Wet BIG)	14
	2.3.5	De Wet medezeggenschap cliënten zorginstellingen (WMCZ)	14
	2.3.6	De Wet medisch-wetenschappelijk onderzoek met mensen (WMWO)	15
	2.4	Het zorgstelsel	15
	2.4.1	Zorgverzekeringswet (Zvw)	16
	2.4.2	Algemene Wet bijzondere ziektekosten (AWBZ)	17
	2.4.3	Wet maatschappelijke ondersteuning (Wmo)	17
	2.4.4	De Wet marktordening gezondheidszorg (WMG)	18
	2.5	De Wet bescherming persoonsgegevens (WBP)	18
	2.6	De Geneesmiddelenwet	19
	2.6.1	Patiëntenrecht in de Geneesmiddelenwet	19
	2.7	Consumentenrecht in de apotheek	21

3	**De verschillende patiëntenrechten**	**25**
3.1	Het recht op vrije keuze van apotheek	25
3.2	Recht op informatie over de behandeling	26
3.2.1	Herhalen van informatie	28
3.2.2	Informatie versus voorlichting	29
3.2.3	Het moment van informeren	29
3.2.4	De patiënt moet de informatie begrijpen	30
3.2.5	De patiënt komt zelf niet in de apotheek, de geneesmiddelen worden bezorgd	31
3.2.6	De patiënt komt zelf niet in de apotheek, maar stuurt iemand anders	32
3.2.7	Het recht om niet geïnformeerd te willen worden	33
3.2.8	Het recht om niet geïnformeerd te worden	34
3.3	Toestemming voor de behandeling	36
3.3.1	Schriftelijke of mondelinge toestemming	36
3.3.2	Toestemming geven namens de patiënt	38
3.4	Het recht op geheimhouding en privacy	40
3.4.1	Het recht op privacy in de apotheek	40
3.5	De rechten ten aanzien van het dossier	43
3.5 1	Wat is een dossier?	43
3.5.2	Het elektronische dossier	45
3.5.3	Het recht op geheimhouding van de gegevens	45
3.5.4	Het recht op inzage	48
3.5.5	Inzage door derden	49
3.5.6	Het dossier van een overleden patiënt	50
3.5.7	Het recht op een afschrift of kopie	51
3.5.8	Afschrift aan derden	52
3.5.9	Een kopie meegeven in noodgevallen	53
3.5.10	Het recht op wijziging en aanvulling	54
3.5.11	De bewaartermijn van het dossier	55
3.5.12	Het recht op vernietiging	55
3.5.13	Het voor andere doeleinden gebruiken van de gegevens	57
3.6	Het recht om te klagen over de zorgverlener	58
3.6.1	Klachtenafhandeling door de apotheek	58
3.6.2	Klachtenbemiddelaar en klachtencommissie	59
3.6.3	De Klachtenrichtlijn gezondheidszorg	61
3.6.4	De Inspectie voor de Gezondheidszorg	61
3.6.5	Het Regionaal Tuchtcollege	62
3.6.6	Centraal Tuchtcollege voor de Gezondheidszorg	63
3.6.7	De civiele rechter	63
4	**De minderjarige en wilsonbekwame patiënt**	**66**
4.1	Kinderen jonger dan 12 jaar	66

4.2	Kinderen van 12 tot 16 jaar	67
4.3	Kinderen van 16 jaar en ouder	69
4.4	De wilsonbekwame patiënt	70

5 De verplichtingen van de patiënt — 77

5.1	Informatieplicht van de patiënt	77
5.2	De betalingsverplichting	78
5.3	Verplichting om mee te werken aan de eigen behandeling	79

6 De behandelingsovereenkomst — 83

6.1	De overeenkomst	83
6.1.1	Hoe komt de overeenkomst tot stand?	84
6.1.2	Eenmalige en doorlopende overeenkomst	85
6.2	Het weigeren om een overeenkomst aan te gaan	85
6.3	Het opzeggen van een overeenkomst	86

7 De Wet op het elektronisch patiëntendossier — 91

7.1	Wat is het EPD?	91
7.2	De inhoud van het elektronische dossier	92
7.3	Wat regelt de Wet EPD?	92
7.3.1	De patiëntenrechten in de Wet EPD	93

8 De Wet cliëntenrechten zorg — 97

8.1	De noodzaak tot verbetering van de positie van de patiënt	97
8.2	Reikwijdte van de Wet cliëntenrechten zorg	98
8.3	Doel van de nieuwe wet	98
8.4	De belangrijkste wijzigingen	99
8.5	Het recht op keuze-informatie	101

Lijst met gebruikte afkortingen — 103

Handige websites — 105

Literatuur — 107

De auteur — 109

Register — 111

Voorwoord

Sinds 1 juli 2007 valt de openbaar apotheker onder de bepalingen van de Wet op de geneeskundige behandelingsovereenkomst (WGBO). In deze in het Burgerlijk Wetboek opgenomen bepalingen is een groot deel van het patiëntenrecht opgenomen. Maar de WGBO is niet de enige wet waar patiëntenrechten zijn opgenomen. Er zijn diverse rechten vastgelegd in zeer diverse wetten. Voor apothekers en apothekersassistenten is het vaak de vraag hoe er in de apotheek moet worden omgegaan met deze rechten van de patiënt. De artikelen van afdeling 5, titel 7, boek 7 Burgerlijk Wetboek zijn duidelijk niet speciaal voor het werk in de apotheek geschreven. Dit is eveneens het geval bij andere wetgeving. Hoe deze wettelijke bepalingen toegepast moeten worden staat niet in de wet noch in een toelichting. Er wordt van de beroepsbeoefenaren echter wel verwacht dat men weet welke rechten de patiënt heeft en hoe hier mee om moet worden gegaan in de praktijk.

In dit boek worden de diverse rechten die de patiënt heeft in de apotheek toegelicht. Er wordt getracht om de veelal vage wettelijke bepalingen, aan de hand van praktijkvoorbeelden, uit te leggen. Het boek bevat geen wetsteksten. De volledige wetsteksten zijn te vinden via www.wetten.overheid.nl.

Mr Jurriane Rendering, mei 2009

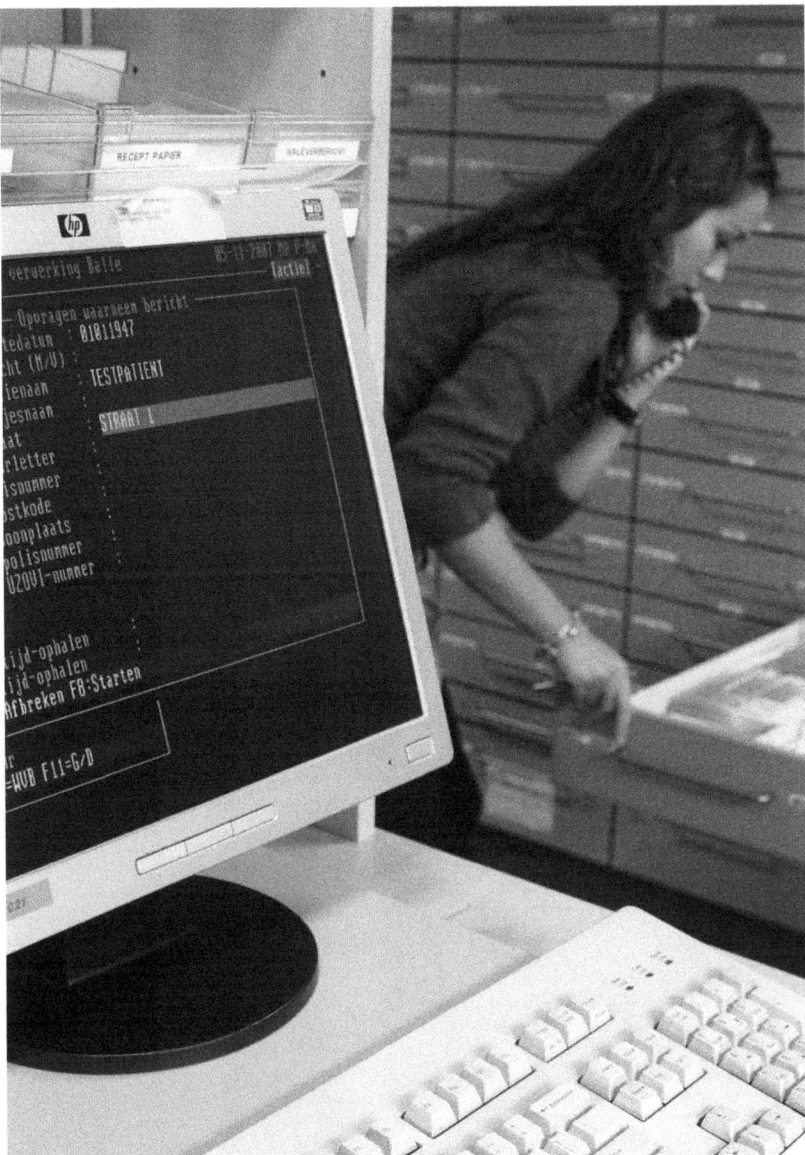

1 Inleiding

De rechten van de patiënt zijn in de jaren zestig van de 20e eeuw ontwikkeld. Deze rechten vloeien voort uit de ontwikkeling van de mensenrechten, die vanaf de jaren vijftig op gang kwam. Uiteindelijk werden de rechten van de patiënt in 1995 vastgelegd in de Wet op de geneeskundige behandelingsovereenkomst. Dit is echter niet de enige wet waarin patiëntenrechten zijn vastgelegd. We vinden onder andere ook patiëntenrecht in de Wet klachtrecht cliënten zorgsector, de Kwaliteitswet zorginstellingen, de Wet medezeggenschap cliënten zorgsector (WMCZ) en de Zorgverzekeringswet. In dit boek worden de diverse wetten behandeld waarin patiëntenrechten zijn vastgelegd en die van belang zijn voor de zorgverlening in de apotheek.

De apotheek nam in de gezondheidszorg lange tijd een aparte plaats in. De rechten van de klant in de apotheek werden niet gezien als onderdeel van het patiëntenrecht maar meer als de rechten van een consument. De apotheker had een koopovereenkomst met zijn cliënt en geen behandelingsovereenkomst. Het werk van de apotheker en de apothekersassistente werd niet beschouwd als een vorm van zorgverlening.
 Maar daar is geleidelijk aan verandering in gekomen. Het adviseren en begeleiden van de patiënt werd onderdeel van de dagelijkse werkzaamheden in de apotheek. Mede doordat er steeds minder eigen bereidingen in de apotheek kwamen ging de rol van de apotheker veranderen. De apotheker ging zich steeds meer toeleggen op het adviseren van de patiënt en van de voorschrijver.

Met de veranderde rol is ook het recht van de patiënt in de apotheek onder de aandacht gekomen. De apotheker en de apothekersassistenten vallen onder de Wet beroepen in de individuele gezondheidszorg (BIG), de Kwaliteitswet zorginstellingen, de Wet klachtrecht cliënten zorgsector en sinds 1 juli 2007 ook onder de bepalingen van de Wet op de geneeskundige behandelingsovereenkomst (WGBO). Deze laatste wet is belangrijk voor de apotheek. In feite brengt deze wet alleen maar verplichtingen met zich mee voor de apotheker en zijn medewerkers maar men ziet hier toch een erkenning in als zorgverlener. In de relatie tussen apotheker en patiënt is nu meer sprake van een behandelingsovereenkomst dan van een koopovereenkomst. De koopovereenkomst is echter niet helemaal verdwenen in de apotheek. Daarom wordt er ook heel kort ingegaan op het recht van de consument in de apotheek.

1.1 Toelichting op de hoofdstukken

Hoofdstuk 2 begint met een korte toelichting op het begrip patiëntenrecht en het nieuwe begrip cliëntenrecht. Daarna volgt een korte bespreking van de diverse wetten waar we de rechten van de patiënt/cliënt in de apotheek kunnen vinden.

In hoofdstuk 3 worden de diverse rechten van de patiënt behandeld aan de hand van praktijkvoorbeelden. De rechten van de minderjarige en wilsonbekwame patiënt worden apart behandeld in hoofdstuk 4. Dat een patiënt niet alleen rechten heeft, maar ook verplichtingen, wordt uitgelegd in hoofdstuk 5.

Vervolgens wordt in hoofdstuk 6 de behandelingsovereenkomst behandeld. De rechten van de patiënt met betrekking tot het elektronische dossier komen aan de orde in hoofdstuk 7. Tenslotte wordt het wetsvoorstel voor de nieuwe Wet cliëntenrechten zorg besproken in hoofdstuk 8.

1.2 Apotheker en apothekersassistente

In de tekst is er in de meeste gevallen sprake van de apotheker omdat de apotheker degene is die verantwoordelijk is voor de werkzaamheden in de apotheek. De wettelijke verplichtingen rusten direct op de apotheker. De meeste van de hier genoemde werkzaamheden worden echter ook door de apothekersassistenten verricht. De assistente heeft een afgeleide verplichting en in een enkel geval zelfs een directe verplichting vanuit de wet. Daarom kan er dus telkens gelezen worden 'apotheker en apothekersassistente'. Voor de leesbaarheid van de tekst is er echter voor gekozen om alleen de apotheker te noemen. Daar waar sprake is van een apothekersassistente wordt ook de mannelijke apothekersassistent bedoeld. De vrouwelijke vorm wordt gebruikt omdat de meerderheid van deze beroepsgroep vrouw is. Met apotheker wordt zowel de mannelijke als vrouwelijke apotheker bedoeld.

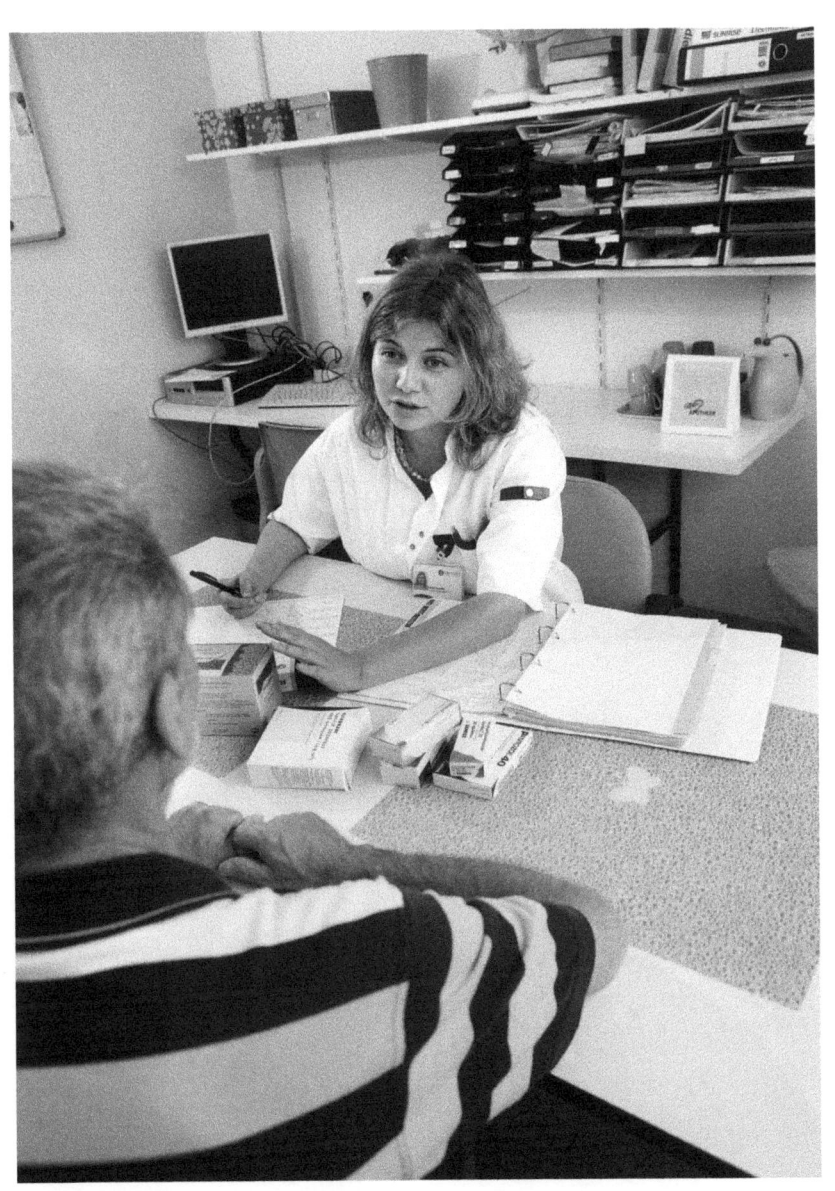

2 Het patiëntenrecht

Bij een boek over patiëntenrecht vraag je je misschien als eerste af wat nu eigenlijk onder patiëntenrecht wordt verstaan. Een simpel antwoord op deze vraag is: 'de rechten van de patiënt'. Maar dit geeft niet aan wat er bijzonder is aan deze rechten. En wat is het verschil met bijvoorbeeld consumentenrecht? In dit hoofdstuk wordt kort geschetst wat patiëntenrecht is.

2.1 Wie bedoelen we met patiënt?

Als we het over de rechten van de patiënt hebben moeten we eerst vaststellen wie we met de patiënt bedoelen. Een persoon die zorg nodig heeft noemen we meestal patiënt en geen klant. Ook in de apotheek worden de 'klanten' die met een recept naar de apotheek komen meestal aangeduid met patiënten. Dit is niet helemaal terecht. Niet iedereen die een geneesmiddel nodig heeft is ziek en is dus patiënt. Er zijn heel veel geneesmiddelen ter voorkoming van een ziekte of ongemak of ter ondersteuning van een algeheel welbevinden (lifestylemiddelen).

Het gebruik van de pil is daar een goed voorbeeld van. De meeste vrouwen die de pil halen in de apotheek zijn bijvoorbeeld niet ziek, voelen zich geen patiënt en zijn dat ook niet. Ook als iemand paracetamol haalt zonder recept kun je nog niet direct zeggen dat dit een patiënt is. Afhankelijk van de situatie kan er dus sprake zijn van cliënten en patiënten. Voor het gemak heeft men het in de apotheek altijd over de patiënt, maar we kunnen deze term ook vervangen door cliënt.

In de nabije toekomst zal hier waarschijnlijk verandering in komen. De NPCF heeft in 2007 een voorstel gelanceerd om het niet meer over de patiënt te hebben maar over de consument in de zorg. Hiermee worden alle personen aangeduid die een beroep doen op enige vorm van zorgverlening.

De consument is evenals de patiënt een zwakkere partij in het recht. De consument wordt door allerlei wetten en regels beschermd tegen de producent van onveilige producten, verkopers van ondeugdelijke zaken, gebruikers van onredelijk bezwarende voorwaarden en bijvoorbeeld reisorganisatoren die hun beloftes niet waar kunnen maken. Dit noemen we het consumentenrecht. De positie van de consument en de patiënt zijn wel vergelijkbaar.

De Minister is van mening dat het begrip consument te veel het beeld oproept van verbruikers van massaproducten. De zorgvrager wordt duidelijk als een ander soort consument gezien. Daarom is in het wetsvoorstel voor de Wet cliëntenrechten zorg (WCZ) de term zorgconsument niet overgenomen maar heeft men besloten om het over de cliënt in de zorg te hebben. Hiermee wordt duidelijker aangegeven dat het om vele verschillende vormen van zorg gaat en dat het niet alleen om zieke personen gaat. Het wetsvoorstel voor de WCZ wordt in hoofdstuk 8 besproken. Het wetsvoorstel is nog in het begin van het wetgevingstraject en het is niet te verwachten dat deze wet voor eind 2010 in werking treedt. Daarom worden de termen patiënt en patiëntenrecht nog in dit boek gebruikt.

2.2 De rechten van de patiënt

Patiëntenrecht is heel simpel het recht van de patiënt. De patiënt bevindt zich meestal in een afhankelijke positie. In de wet zijn er daarom een aantal regels vastgelegd om de patiënt te beschermen. Deze regels of rechten vormen het patiëntenrecht.

We kennen de volgende rechten:
- recht op een behandeling
- recht op vrije keuze van behandelaar
- recht op informatie over de behandeling
- recht op toestemming voor een behandeling of onderzoek
- recht om een behandeling te weigeren
- recht op inzage in het dossier
- recht op een afschrift of kopie van het dossier
- recht op privacy
- recht op bescherming van de persoonlijke gegevens
- recht op klachtenafhandeling
- recht op een second opinion
- recht op schadevergoeding bij een fout

Het doel van al deze rechten is de patiënt een gelijkwaardige rol te geven tegenover de zorgaanbieder en zorgverlener. Met zorgaanbieder bedoelen we een instelling of een beroepsbeoefenaar die zorg aanbiedt zoals het ziekenhuis, het gezondheidscentrum en de apotheker. Met zorgverlener wordt de individuele persoon bedoeld zoals de apotheker, de huisarts, de tandarts, de fysiotherapeut enzovoort. De apotheker kan dus zowel zorgaanbieder zijn als zorgverlener.

2.3 Waar vinden we de rechten van de patiënt?

De algemene rechten van de patiënt zijn te vinden in de volgende wetten:
- afdeling 5 titel 7 boek 7 Burgerlijk Wetboek (de WGBO)
- de Kwaliteitswet zorginstellingen (KWZ)
- de Klachtwet cliënten zorgsector (WKCZ)
- artikel 40 Wet beroepen in de individuele gezondheidszorg (Wet BIG)
- de Wet medezeggenschap cliënten zorgsector (WMCZ)
- de Wet toelating zorginstellingen (WTZI)

Daarnaast zijn er een aantal wetten waarin rechten voor bijzondere groepen cliënten zijn opgenomen, zoals:
- de Wet bijzondere opnemingen in psychiatrische ziekenhuizen (Wet BOPZ)
- de Wet landelijke elektronische informatie-uitwisseling in de zorg (Wet EPD)
- de Wet bijzondere medische verrichtingen (WBMV)
- de Wet ambulancezorg (WAZ)

Ook ten aanzien van de financiële kant van de zorgverlening is er een aantal wetten waarin rechten voor de patiënt zijn vastgelegd:
- de Zorgverzekeringswet (Zvw)
- de Algemene Wet bijzondere ziektekosten (AWBZ)

Niet alle wetten waarin patiëntenrechten zijn vastgelegd zijn van belang voor de apotheek. De belangrijkste wet is de Wet op de geneeskundige behandelingsovereenkomst (WGBO). Verder zijn van belang de Wet BIG, de Kwaliteitswet zorginstellingen en de Wet klachtrecht cliënten zorginstellingen. Deze wetten worden in dit boek besproken.

Alhoewel de Wet bescherming persoonsgegevens (WBP) niet echt patiëntenrecht bevat is deze wet wel van belang voor de bescherming van de patiëntengegevens. Verder is in de apotheek ook de Geneesmiddelenwet van belang. Ook deze wet bevat eigenlijk geen patiëntenrechten. De Geneesmiddelenwet richt zich op het geneesmiddel en niet direct op de patiënt, maar toch vloeien daar ook enkele rechten van de patiënt uit voort.

Verder zijn ook de beroepscodes, beroepsnormen, richtlijnen en protocollen van belang voor het patiëntenrecht. In deze door de diverse beroepsgroepen opgestelde normen worden de meestal vage regels uit de wet nader uitgewerkt. Voor de apotheek zijn dit:
- de Nederlandse Apotheeknorm (NAN)
- de Ziekenhuisapotheek Standaard (ZAS)
- de Gedragscode apotheker

In februari 2009 is een voorstel voor een wetswijziging van de Wet gebruik burgerservicenummer in de zorg aangenomen door de Tweede Kamer. Op het moment dat dit boek naar de drukker ging was het wetsvoorstel nog niet door de Eerste Kamer behandeld. Het wijzigingsvoorstel wordt ook aangeduid als Kaderwet elektronische zorginformatieuitwisseling of de Wet EPD. Deze wet wordt nader toegelicht in hoofdstuk 7.

In 2008 hebben de Minister en Staatssecretaris van VWS het programma *Zeven rechten voor de cliënt in de zorg: Investeren in de zorgrelatie* aan de Tweede Kamer aangeboden. Minister en Staatssecretaris willen de invloed van de cliënten in de zorg verder versterken.

Er is een wetsvoorstel in voorbereiding voor een grondige wijziging van de wetgeving op het gebied van patiëntenrecht. In april 2009 werd een conceptwetsvoorstel voor de Wet cliëntenrechten zorg naar betrokken beroepsorganisaties gestuurd voor commentaar. De bedoeling van deze wet is dat de patiëntenrechten zoveel mogelijk in één wet worden samengevoegd. In hoofdstuk 8 wordt dit wetsvoorstel apart behandeld.

Hierna worden de wetten die van belang zijn voor het patiëntenrecht in de apotheek kort toegelicht.

2.3.1 De Wet op de geneeskundige behandelingsovereenkomst (WGBO)

De Wet op de geneeskundige behandelingsovereenkomst (WGBO) is de belangrijkste bron voor het patiëntenrecht. De artikelen die samen de WGBO vormen zijn opgenomen in afdeling 5 van titel 7 van boek 7 van het Burgerlijk Wetboek (artikel 446 - 468). De WGBO is ontstaan vanuit de gedachte de patiënt meer centraal te stellen in het zorgproces. Deze gedachte stamt al uit de jaren zeventig van de vorige eeuw. Men voelde daarbij de noodzaak de rechtspositie van de patiënt te versterken en dit wettelijk vast te leggen. Bij de behandeling van het wetsvoorstel van de WGBO sprak men daarom van de patiëntenwet. Het doel van de WGBO is het versterken van de rechtspositie van de patiënt.

Met geneeskundige behandelingsovereenkomst wordt bedoeld de overeenkomst tussen hulpverlener en hulpvrager voor het uitvoeren van allerlei medische handelingen, zoals onder andere de behandeling en onderzoek door een arts, de verpleging in een ziekenhuis en de behandeling door een tandarts. Bij de invoering van de wet in 1995 werd de openbaar apotheker uitdrukkelijk van de bepalingen met betrekking tot de geneeskundige behandelingsovereenkomst uitgesloten. Door een wetswijziging zijn de bepalingen van de WGBO sinds 1 juli 2007 ook van toepassing voor de openbaar apotheker. De ziekenhuisapotheker viel altijd al onder de bepalingen van de WGBO. De reden hiervoor is dat de ziekenhuisapotheker onderdeel is van de instelling het ziekenhuis. De patiënt heeft een behandelingsovereenkomst met het ziekenhuis en daarmee met de individuele zorgverleners zoals de artsen, verpleegkundigen en ziekenhuisapotheker.

In de WGBO staan allerlei rechten en plichten die bij deze geneeskundige behandelingsovereenkomst horen. De patiëntenrechten in de WGBO zijn:
- recht op informatie
- recht op toestemming voor de behandeling
- recht op geheimhouding
- recht op privacy bij de behandeling
- recht op inzage in het dossier

- recht op een afschrift of kopie van het dossier
- recht op vernietiging van het dossier

Deze rechten worden in hoofdstuk 3 verder behandeld. In hoofdstuk 6 wordt nog nader ingegaan op de verschillende aspecten van de behandelingsovereenkomst.

2.3.2 De Wet klachtrecht cliënten zorgsector (WKCZ)

Het doel van de WKCZ is het bieden van een laagdrempelige klachtmogelijkheid en deze klachten te gebruiken voor verbetering van de kwaliteit van de zorgverlening. Iedere cliënt in de zorg heeft het recht om te klagen over de zorgverlening. Is men niet tevreden of is er een fout gemaakt, dan moet de patiënt dit ergens kunnen melden.

De WKCZ verplicht alle zorgaanbieders en zorgverleners om een klachtenregeling te hebben. In de klachtenregeling wordt beschreven waar (bij wie) een klacht over de betreffende zorgverlener kan worden ingediend en wat er verder gebeurt. De zorgaanbieder moet een klachtencommissie hebben ingesteld. Nu is dat voor kleine zorgaanbieders zoals de apotheek wat lastig om te regelen. Men mag toch hopen dat niet iedere individuele apotheek zoveel klachten heeft dat er een speciale commissie voor in stand gehouden moet worden. Daarom heeft de beroepsorganisatie van de apothekers (KNMP) een landelijke klachtencommissie openbare apotheken ingericht. Hier kunnen alle klachten over een openbare apotheek gemeld worden.

Is er sprake van een zeer ernstige klacht en neemt de zorgaanbieder onvoldoende maatregelen dan moet de klachtencommissie dit melden bij de Inspectie voor de Gezondheidszorg (IGZ).

2.3.3 De Kwaliteitswet zorginstellingen (KWZ)

De kwaliteitswet heeft als doel dat de instelling de eigen kwaliteit bewaakt, beheerst en verbetert. Daarvoor noemt de wet een aantal kwaliteitseisen. De kwaliteitswet is gericht op instellingen in de zorg. Dit zijn bijvoorbeeld ziekenhuizen, verpleeghuizen, GGZ-instellingen, maar ook zelfstandige zorgverleners voor zover zij niet alleen werken. De apotheker werkt nooit alleen in de apotheek maar heeft altijd meerdere apothekersassistenten in dienst en vaak werkt er ook een tweede apotheker. De apotheek wordt daarom gezien als zorginstelling en valt dus onder de bepalingen van de kwaliteitswet. Individueel werkzame beroepsbeoefenaren vallen niet onder de kwaliteitswet. Voor de kwaliteit van hun werk geldt artikel 40 van de Wet beroepen in de individuele gezondheidszorg.

De zorginstelling moet verantwoorde zorg leveren. Wat verantwoorde zorg is staat in artikel 2 van de kwaliteitswet: 'De zorgaanbieder biedt verantwoorde zorg aan. Onder verantwoorde zorg wordt verstaan zorg van goed niveau, die in ieder geval doeltreffend, doelmatig en patiëntgericht wordt verleend en die afgestemd is op de reële behoefte van de patiënt.' Dit is een redelijk algemene norm die iedere zorginstelling voor de eigen zorgverlening uit moet werken. Voor de apotheek zijn de normen uitgewerkt in de Nederlandse Apotheeknorm (NAN) en de Ziekenhuisapotheek Standaard (ZAS).

De instelling is verplicht om calamiteiten en seksueel misbruik (waarbij een cliënt of een hulpverlener van de instelling is betrokken) te melden bij de Inspectie voor de Gezondheidszorg. De Inspectie voor de Gezondheidszorg (IGZ) houdt toezicht op de naleving van de kwaliteitswet.

2.3.4 Wet beroepen in de individuele gezondheidszorg (Wet BIG)

De Wet BIG heeft als doel de kwaliteit van de zorgverlening te bevorderen en de patiënt te beschermen tegen ondeskundig en onzorgvuldig handelen van zorgverleners. Alleen zorgverleners met een erkende opleiding en die ingeschreven zijn in een speciaal register mogen zich arts, verpleegkundige, apotheker en dergelijke noemen. Deze titels zijn beschermd. Alleen vakbekwame zorgverleners mogen bepaalde in de wet omschreven handelingen, de zogenaamde voorbehouden handelingen, uitvoeren.

De maatregelen zoals titelbescherming, inschrijving in het register en de voorbehouden handelingen zijn bedoeld ter bescherming van de patiënt. De verplichte registratie in het BIG-register geldt voor apothekers, artsen, fysiotherapeuten, gezondheidszorgpsychologen, psychotherapeuten, tandartsen, verloskundigen en verpleegkundigen. In het register kan men opzoeken of een bepaalde beroepsbeoefenaar terecht een beschermde titel voert en dus bevoegd is. Voor deze beroepsbeoefenaren geldt ook het tuchtrecht. Aan de beroepsbeoefenaren kunnen door de tuchtrechter tuchtmaatregelen, maatregelen wegens ongeschiktheid en strafmaatregelen worden opgelegd.

Het beroep apothekersassistente is geregeld via artikel 34 Wet BIG. Dit is een lichte regeling. Voor de apothekersassistenten geldt geen registratieplicht en deze beroepsbeoefenaren vallen niet onder het tuchtrecht. Verder zijn een groot aantal bepalingen van de Wet BIG wel van toepassing voor de apothekersassistente. Een belangrijk voorbeeld hiervan is de geheimhoudingsplicht die is vastgelegd in artikel 88 Wet BIG.

Artikel 40 Wet BIG bevat voor de solistisch werkende beroepsbeoefenaren kwaliteitsnormen die overeenkomen met de KWZ. In dit artikel is de norm voor het leveren van verantwoorde zorg opgenomen.

2.3.5 De Wet medezeggenschap cliënten zorginstellingen (WMCZ)

De WMCZ verplicht de zorginstellingen tot het instellen van een cliëntenraad. De cliëntenraad behartigt de gemeenschappelijke belangen van de cliënten in de instelling. De cliëntenraad geeft gevraagd en ongevraagd advies aan de instelling over zaken die voor de cliënten belangrijk zijn. Bij belangrijke beslissingen moet de instelling eerst advies aan de cliëntenraad vragen. Wil de instelling van dat advies afwijken dan mag dat alleen als ze duidelijk kan maken waarom.

De WMCZ is niet van toepassing voor de openbare apotheek. De ziekenhuisapotheek kan wel met deze wet of met de door deze wet ingestelde medezeggenschapscommissie in aanraking komen.

2.3.6 De Wet medisch-wetenschappelijk onderzoek met mensen (WMWO)

De Wet medisch-wetenschappelijk onderzoek met mensen biedt een extra bescherming aan personen die meedoen aan een wetenschappelijk onderzoek, de proefpersonen. Voor het onderzoek moet de arts de proefpersoon mondeling en schriftelijk informeren. De toestemming van de proefpersoon moet schriftelijk vastgelegd worden. Het onderzoek zelf moet van te voren door een toetsingscommissie zijn getoetst aan een aantal vereisten. Het is in principe verboden om wetenschappelijk onderzoek te verrichten met kinderen of met wilsonbekwame volwassenen. De wet kent hierop een aantal uitzonderingen waarbij er extra eisen gelden om hen te beschermen.

Wetenschappelijk onderzoek met geneesmiddelen

In diverse regelingen zijn waarborgen vastgelegd voor het wetenschappelijk onderzoek met geneesmiddelen:
- Wet medisch-wetenschappelijk onderzoek met mensen (WMO)
- Regeling wetenschappelijk onderzoek met geneesmiddelen
- Besluit wetenschappelijk onderzoek met geneesmiddelen
- Besluit verplichte verzekering
- WGBO
- Geneesmiddelenwet

En verder in de Wet BIG, de Embryowet, de Wet foetaal weefsel en de Wet medische hulpmiddelen.

Het onderzoek met geneesmiddelen vindt meestal plaats in of vanuit het ziekenhuis. De openbare apotheek zal hier niet vaak mee geconfronteerd worden. De rechten van de patiënt bij het medisch-wetenschappelijk onderzoek worden in dit boek verder niet behandeld.

2.4 Het zorgstelsel

De patiënt heeft de verplichting om de ontvangen zorg te betalen. Deze kosten kan men meestal niet plannen, komen vaak onverwacht en kunnen hoog oplopen. In een drietal wetten is geregeld dat iedereen in Nederland verplicht verzekerd is voor ziektekosten en dat basiskosten voor ziekte en handicap vergoed worden. Het betreft de Zorgverzekeringswet (Zvw), de Algemene Wet bijzondere ziektekosten (AWBZ) en de Wet maatschappelijke ondersteuning (Wmo). Samen vormen ze het zorgstelsel.

2.4.1 Zorgverzekeringswet (Zvw)

De Zorgverzekeringswet is op 1 januari 2006 in werking getreden. Iedereen in Nederland moet zich verplicht verzekeren voor ziektekosten en is in ieder geval voor een basispakket verzekerd. In de Zorgverzekeringswet is vastgelegd welke voorzieningen in het basispakket zitten:
- geneeskundige zorg
- geneesmiddelen
- tandarts, orthodontist
- paramedische zorg
- hulpmiddelenzorg
- verblijf met of zonder verpleging of verzorging in ziekenhuis of revalidatiecentrum
- kraamzorg
- dyslexiezorg
- ziekenvervoer

De inhoud van het basispakket is bij iedere verzekeraar gelijk en wordt door de overheid vastgesteld. Voor behandelingen die niet in het basispakket zijn verzekerd kan men vrijwillig een aanvullende verzekering afsluiten. Voor het basispakket geldt een verplicht eigen risico. Voor mensen met een laag inkomen is er een zorgtoeslag. Een deel van de premie wordt terugbetaald door de Belastingdienst. De onder de Zorgverzekeringswet vallende kosten betreffen de kortdurende zorg die gericht is op genezing. De langdurige zorg valt onder de Algemene Wet bijzondere ziektekosten (AWBZ).

Er zijn twee verschillende soorten polissen mogelijk, de naturapolis en de restitutiepolis. Bij een naturapolis hebben de zorgverzekeraars contracten afgesloten met zorgaanbieders. Als de verzekerde de zorg krijgt van een gecontracteerde zorgaanbieder betaalt de verzekeraar alle kosten die in de basisverzekering vallen. De verzekerde hoeft de kosten niet eerst zelf te betalen, de rekening gaat direct naar de verzekeraar. Als de verzekerde naar een zorgaanbieder gaat waar de zorgverzekeraar geen contract mee heeft afgesloten, dan moet er een eigen bijdrage betaald worden.

Bij een restitutiepolis kan de verzekerde naar elke zorgaanbieder gaan zonder zelf een deel van de vergoeding te hoeven betalen. De maandpremie is iets hoger dan bij een naturapolis. De verzekerde moet meestal de rekening eerst zelf betalen en het bedrag terugvragen bij de verzekeraar.

Zorgverzekeraars kunnen geneesmiddelen aanwijzen die vergoed worden. Voor een aantal middelen kan bepaald worden dat bij geneesmiddelen met dezelfde werkzame stof alleen het goedkoopste geneesmiddel vergoed wordt. Geneesmiddelen met dezelfde werkzame stof maar van een andere fabrikant, met een andere sterkte of toedieningsvorm, worden dan niet vergoed. De verzekeraar kiest het middel van de fabrikant die de laagste prijs voor dit middel aanbiedt. Dit is het preferente middel. Het preferentiebeleid is opgezet met als doel de kosten van de geneesmiddelen lager te krijgen of althans niet al te veel te laten stijgen.

In hoofdstuk acht van de Zorgverzekeringswet (artikel 86 t/m 93) wordt speciaal aandacht besteed aan de gegevensverstrekking en de bescherming van de gegevens die de verzekeraar van patiënten (verzekerden) verzamelt.

2.4.2 Algemene Wet bijzondere ziektekosten (AWBZ)

De Algemene Wet bijzondere ziektekosten (AWBZ) is een verplichte verzekering voor ziektekosten die niet verzekerd zijn via de Zorgverzekeringswet. Dit zijn kosten voor onder andere langdurig verblijf in een ziekenhuis, langdurige verzorging van gehandicapten, langdurige revalidatie of verpleging en verzorging van ouderen in een verzorgingshuis. Daarnaast worden bijvoorbeeld inentingen voor kinderen en het onderzoek naar aangeboren stofwisselingsziekten, de zogenoemde hielprik, betaald uit de AWBZ.

AWBZ-zorg kan in twee vormen worden verkregen: in natura en via een persoonsgebonden budget (PGB) waarbij de cliënt de zorg zelf inkoopt. Iedereen die in Nederland woont of werkt is verzekerd en heeft recht op vergoeding van AWBZ-zorg. Zorgverzekeraars voeren de AWBZ uit vanuit speciale zorgkantoren. Elke regio heeft een eigen zorgkantoor.

> De missie van het zorgkantoor is: een klantgerichte, doelmatige, uniforme en concurrentievrije uitvoering van de AWBZ. Verzekerden dienen gelijke rechten te hebben. Zorg en hulpverlening dient van een hoog kwalitatief niveau te zijn. Het zorgkantoor dient deze uitgangspunten in de praktijk concreet handen en voeten te geven. Het zorgkantoor dient dan ook intensieve relaties te onderhouden met de zorgaanbieders en patiënten/cliëntenorganisaties in de regio.
>
> Bron: Zorgverzekeraars Nederland, http://www.zn.nl/De_branche/Zorgkantoren/Werkzaamheden/index.asp.

2.4.3 Wet maatschappelijke ondersteuning (Wmo)

De Wmo is van kracht sinds 1 januari 2007 en verving de Welzijnswet, de Wet voorzieningen gehandicapten (WVG) en delen van de Algemene Wet bijzondere ziektekosten (AWBZ). De Wmo vergoedt voorzieningen voor mensen met een handicap. Doel van de Wmo is ervoor te zorgen dat alle burgers kunnen participeren in de samenleving. Onderdeel van dit doel is dat iedereen zo lang mogelijk zelfstandig kan blijven wonen. Hierbij kan eventueel ook de hulp van familie, buren of vrienden ingeschakeld worden.

De gemeenten voeren de Wmo uit. De gemeente biedt hulp als iemand bijvoorbeeld een handicap heeft, chronisch ziek is of vanwege de leeftijd een beperking heeft. Mensen kunnen bij de gemeente voorzieningen aanvragen zoals een rolstoel, aanpassingen in de woning of een hulp in de huishouding. De eventueel in te schakelen vrijwilligers en mantelzorgers worden ook ondersteund door de gemeente. Tijdelijke hulpmiddelen zoals krukken of een rollator vallen niet onder de Wmo.

2.4.4 De Wet marktordening gezondheidszorg (WMG)

De Wet marktordening gezondheidszorg (WMG) is op 1 oktober 2006 in werking getreden. Het doel van deze wet is meer concurrentie te krijgen in de zorg. Concurrentie is in het belang van de patiënt. De wet regelt de prestaties van de zorgaanbieders en de tarieven die zij hiervoor mogen rekenen. Het verplicht de zorgaanbieders om patiënten goed te informeren over de prijs, de kwaliteit en andere eigenschappen van de aangeboden zorg. De patiënt moet deze informatie van de diverse zorgaanbieders met elkaar kunnen vergelijken en bewust kunnen kiezen voor een bepaalde zorgaanbieder, een behandeling, een bepaald ziekenhuis of een verzekering.

Verder regelt de WMG dat de Nederlandse Zorgautoriteit (NZa) toezicht houdt op de zorgverzekeringen, de zorginkoop en de zorgverlening.

2.5 De Wet bescherming persoonsgegevens (WBP)

De Wet bescherming persoonsgegevens (WBP) is van toepassing op iedereen die gegevens van personen verzamelt en verwerkt. De wet regelt allerlei vormen van omgang met persoonsgegevens zoals het verzamelen, de opslag, het bewaren, het vergelijken, het koppelen, het raadplegen en het verstrekken van persoonsgegevens aan een derde. Eenvoudige dossiers en gegevensverwerkingen voor persoonlijk of huiselijk gebruik vallen niet onder de wet. Een adressenlijst met privé adressen van familie en vrienden valt dus niet onder de bepalingen van de WBP.

De gegevensverwerking dient behoorlijk en zorgvuldig te zijn en er dient sprake te zijn van een verzameling voor welbepaalde, uitdrukkelijk omschreven en gerechtvaardigde doeleinden. Aan de betrokkene moet zichtbaar kunnen worden gemaakt wat er met zijn of haar persoonlijke gegevens gebeurt. Het is niet toegestaan om gegevens te verzamelen als de betrokkene dit niet weet. De betrokkene moet worden geïnformeerd op het moment van verkrijging. Krijgt men de gegevens van iemand anders dan zal de betrokkene hier terstond over geïnformeerd moeten worden. Hierbij moet aangegeven worden wat het doel van het verzamelen van de gegevens is. Zijn er koppelingen tussen gegevensverzamelingen van diverse zorgverleners (bijvoorbeeld huisarts en apotheek), dan moet de betrokkene hierover uitdrukkelijk worden geïnformeerd. De betrokkene moet de mogelijkheid hebben het doorgeven van zijn gegevens aan anderen te verbieden.

Voor het verwerken van bijzondere gegevens gelden strikte voorwaarden voor het gebruik. Gegevens over de gezondheid van personen, ook wel gezondheidsgegevens, zijn bijzondere gegevens. Deze gegevens mogen alleen verwerkt worden door bij wet bepaalde instanties of met uitdrukkelijke toestemming van degene waar de gegevens van worden verzameld, de betrokkene. Het verwerken van gezondheidsgegevens is toegestaan indien dit voor de behandeling van de betrokkene noodzakelijk is. Ook voor de uitvoering van bepaalde wetten, collectieve arbeidsovereenkomsten of verzekeringsovereenkomsten kan het verwerken van gezondheidsgegevens noodzakelijk zijn, maar de uitdrukkelijke toestemming van de betrokkene is altijd vereist. Het verwerken van deze bijzondere gegevens mag alleen geschieden door personen die een wettelijke geheimhoudingsplicht hebben of op grond van een overeenkomst een geheimhoudingsplicht zijn aangegaan. Het verwerken van persoonsgegevens dient achterwege te blijven indien een geheimhoudingsplicht daartoe in de weg staat.

2.6 De Geneesmiddelenwet

De Geneesmiddelenwet is per 1 juli 2007 in werking getreden en vervangt de Wet op de geneesmiddelenvoorziening (WOG). De Geneesmiddelenwet is zelf een productenwet. Dit betekent dat de wet in principe alles regelt rondom het geneesmiddel: het bereiden (fabriceren), in de handel brengen, afleveren en ter hand stellen. In de wet is vastgelegd wie welke handelingen mag verrichten. De fabrikant en de groothandelaar mogen niet aan de patiënt leveren maar wel aan de apotheker en apotheekhoudend arts. De apotheker mag op kleine schaal geneesmiddelen bereiden en is bevoegd om geneesmiddelen aan de patiënt ter hand te stellen.

2.6.1 Patiëntenrecht in de Geneesmiddelenwet

Er is in deze wet in principe geen patiëntenrecht opgenomen. Toch kan de patiënt aan deze wet een aantal rechten ontlenen. De wet bevat namelijk allerlei bepalingen om ervoor te zorgen dat er een veilig product in de handel wordt gebracht. Dit is ter bescherming van degene die dit product moet gebruiken, de patiënt. Ook vanuit de bepalingen met betrekking tot (het verbod op) reclame voor geneesmiddelen kan de patiënt rechten ontlenen.

Het technische aspect van het bereiden van een geneesmiddel wordt tegenwoordig grotendeels overgelaten aan de farmaceutische bedrijven. Als onderdeel van de patiëntenzorg kunnen apotheken echter ook nog altijd geneesmiddelen zelf bereiden. Hiermee kan er een op maat gesneden geneesmiddel worden afgeleverd. Ook dat is een aspect van zorgverlening en de patiënt heeft er recht op een geneesmiddel te ontvangen dat speciaal op hem is afgestemd.

De bijsluiter en het etiket

De patiënt heeft recht op informatie. De zorgverlener moet de patiënt voldoende informeren over de behandeling. Een recht dat met deze informatieplicht van de zorgverlener te maken heeft, is de verplichting om een etiket op een geneesmiddel te plakken en een bijsluiter mee te geven. Beide verplichtingen staan in de Geneesmiddelenwet en zijn nader uitgewerkt in het Besluit Geneesmiddelenwet.

De fabrikant heeft de verplichting om een bijsluiter in de verpakking te stoppen en de apotheker is verplicht om deze bijsluiter aan de patiënt mee te geven. Op de bijsluiter staat algemene informatie over het geneesmiddel, het gebruik en de eventuele bijwerkingen. Deze informatie is niet afgestemd op de individuele patiënt. De apotheker moet bij het overhandigen van het geneesmiddel aan de patiënt de informatie die van belang is voor deze patiënt mondeling toelichten. Zo hoeven bijvoorbeeld niet al die vreselijke bijwerkingen uit de bijsluiter verteld te worden, maar alleen de bijwerkingen die veelvuldig voor kunnen komen en de zeer ernstige bijwerkingen waarvan de apotheker vermoedt dat deze zich ook voor kunnen doen bij de betreffende patiënt.

> De arts heeft op het recept vermeld dat we geen bijsluiter aan de patiënt mee mogen geven. Maar in de geneesmiddelenwet staat dat we verplicht zijn om een bijsluiter mee te geven.

De arts kan een geldige reden hebben om de patiënt de informatie uit de bijsluiter niet te willen geven. Het kan bijvoorbeeld zijn dat de arts weet dat de patiënt zich allerlei dingen in het hoofd haalt bij het lezen van de bijwerkingen, of dat de patiënt denkt een van de ernstige ziektes te hebben waarvoor het middel ook voorgeschreven kan worden. De patiënt heeft het recht om niet geïnformeerd te worden (zie voor meer details bij het recht op informatie). De apotheker moet echter zelf ook afwegen of het in het belang is van de patiënt om de bijsluiter niet mee te geven. Het kan zijn dat hier belangrijke informatie in staat die de patiënt wel moet krijgen, zodat de patiënt goed geïnformeerd is over het gebruik. Dit is een lastige afweging en eventueel zal er nog overleg nodig zijn met de arts.

> In de wet staat de verplichting om de naam van het geneesmiddel op het etiket te vermelden. Bij een eigen bereiding moeten alle werkzame stoffen, het gebruik, de wijze van bewaren en de houdbaarheid op het etiket. Maar hoe doe je dat op een klein etiketje dat je op een oogdruppelflesje moet plakken? Al die informatie kan er helemaal niet op.

Onderdeel van de informatieplicht, die in de Geneesmiddelenwet is te vinden, is de vermelding van de naam van het geneesmiddel of van de werkzame stof op het etiket. Daarnaast moet er voor de patiënt ook op staan hoe het geneesmiddel gebruikt en bewaard moet worden. Dit in verband met een veilig gebruik. Bij een geneesmiddel dat de apotheek zelf maakt moeten de werkzame stoffen op het etiket vermeld worden, maar ook de toedieningsfrequentie, een aanduiding van de uiterste gebruiksdatum met de vermelding van maand en jaartal, de hoeveelheid van een werkzaam bestanddeel berekend als de chemisch zuivere substantie, de te nemen maatregelen in geval van overdosering of ingeval één of meer doses niet zijn gebruikt, de farmaceutische vorm en de inhoud uitgedrukt in gewicht, volume of doseringseenheden, de in het geneesmiddel aanwezige hulpstoffen met een bekende werking of een bekend effect, met dien verstande dat indien er sprake is van een injecteerbaar geneesmiddel of een geneesmiddel dat is bestemd voor lokaal of oogheelkundig gebruik, alle hulpstoffen worden vermeld, de wijze van gebruik en de toedieningsweg, een waarschuwing dat het geneesmiddel buiten het bereik en uit het zicht van kinderen dient te worden gehouden en de wijze waarop het geneesmiddel dient te worden bewaard. Kortom, dat kan voor zo'n heel klein etiketje wel eens te veel worden. Daarom staat er in artikel 7 Besluit Geneesmiddelenwet dat een deel van deze informatie in een bijsluiter vermeld mag worden. Op het etiket moet dan wel aangegeven worden dat meer informatie in de bijsluiter is opgenomen.

2.7 Consumentenrecht in de apotheek

In de apotheek is er in veel gevallen een samenloop van twee soorten overeenkomsten. De koopovereenkomst en de behandelingsovereenkomst. Dit is in ieder geval aan de orde bij geneesmiddelen die op recept worden verkregen. De apotheek verkoopt echter ook geneesmiddelen, hulpmiddelen en andere artikelen die niet op recept worden voorgeschreven. We noemen dit veelal zelfzorgmiddelen. Het assortiment aan zelfzorgmiddelen varieert per apotheek en loopt uiteen van paracetamol tot steunkousen en van laxeermiddelen tot babyvoeding. Koopt iemand een dergelijk product in de apotheek dan zijn de bepalingen van de WGBO hierop niet van toepassing, tenzij hierbij een beroep wordt gedaan op de deskundigheid van apotheker of apothekersassistente. Komt een klant bijvoorbeeld voor een advies over een zelfzorggeneesmiddel naar de apotheek dan zijn de bepalingen van de WGBO van toepassing. Er is dan sprake van een behandelingsovereenkomst.

Komt een klant naar de apotheek voor een zak drop, een pak pleisters of een tube handcrème dan is er geen sprake van een behandelingsovereenkomst. Hier is alleen sprake van een koopovereenkomst. En met betrekking tot deze overeenkomst heeft de klant ook een aantal rechten: de consumentenrechten. De rechten van de consument zijn vastgelegd in de regelingen met betrekking tot de consumentenkoop in het Burgerlijk Wetboek.

Hoofdregel bij consumentenkoop is dat de geleverde zaak moet beantwoorden aan de overeenkomst. Een zaak beantwoordt hieraan als het de eigenschappen bezit die de koper op grond van de koopovereenkomst mocht verwachten. De koper kan, indien het geleverde niet aan de overeenkomst beantwoordt, eisen dat de overeenkomst wordt nagekomen. De verkoper kan bijvoorbeeld het geleverde repareren of vervangen. Indien de klachten niet binnen een redelijke termijn worden verholpen, kan de koper een beroep doen op ontbinding van de overeenkomst. De verkoper moet het gekochte terugnemen en het hiervoor betaalde bedrag teruggeven.

Op de koopovereenkomst in de apotheek zijn de Algemene apotheek verkoop- en betalingsvoorwaarden van toepassing (zie www.apotheek.nl). Artikel 2 van deze algemene voorwaarden is ook voor het leveren van geneesmiddelen op recept van belang. Indien een product niet op voorraad is en op verzoek van de patiënt/consument door de apotheek is besteld of bereid, is de patiënt/consument verplicht het product af te nemen, tenzij het product niet beantwoordt aan de overeenkomst in de zin van artikel 7:18 BW.

> Een apotheek bestelt voor mevrouw A. een dure pot nachtcrème. Ze heeft hier een artikel over gelezen in een damesblad en weet dat de apotheek dit merk verkoopt. Het betreft een grote pot die de apotheek vanwege de prijs niet op voorraad heeft. De pot wordt een paar dagen later geleverd en mevrouw betaalt de rekening.
> Twee weken later komt mevrouw A. terug naar de apotheek en zegt dat ze de pot nachtcrème terug komt brengen. Het is toch niet de crème waarover ze gelezen had. Ze wil haar geld terug.

De pot crème is speciaal voor mevrouw A. besteld en zoals in de Algemene voorwaarden staat kan mevrouw dit niet terugbrengen en het geld terugeisen. Het product voldoet wellicht niet aan de verwachtingen die mevrouw ervan had maar dit valt de apotheker (verkoper) niet te verwijten. Mevrouw heeft de pot crème niet aangeschaft op advies van de apotheker, maar heeft zelf verzocht om de crème voor haar te bestellen.

Veel winkels hanteren het beleid dat een product teruggebracht mag worden binnen een aantal dagen na de koop (vaak is dit 7 of 8 dagen). Dit is de verkoper echter niet verplicht. Het betreft een service die door de verkoper wordt geboden aan de klant. Soms is het zelfs mogelijk dat de klant het betaalde bedrag terugkrijgt. Vaak krijgt men een ander product, of indien dat op dat moment niet aanwezig is, een tegoedbon.

Wordt er iets bij de apotheek gekocht door een bestelling die via internet bij de apotheek binnenkomt dan gelden hiervoor de regels voor kopen op afstand. Voor een koop op afstand geldt een bedenktijd van 7 werkdagen. Voldoet het product niet aan de verwachtingen dan mag de klant het zonder opgave van redenen terugsturen en hoeft de rekening niet betaald te worden. Bestelt een klant via internet echter een geneesmiddel dat speciaal bereid moet worden, dan geldt hiervoor geen bedenktijd.

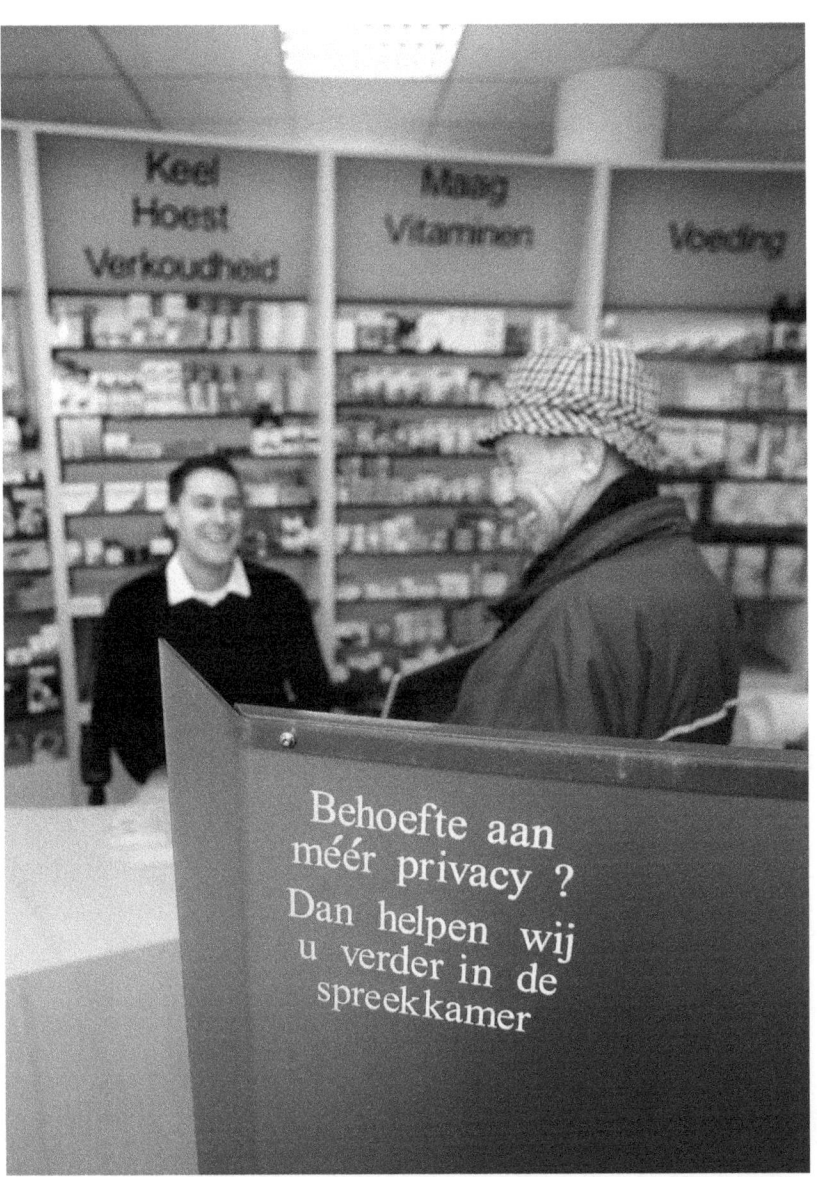

3 De verschillende patiëntenrechten

In de in hoofdstuk 2 besproken wetgeving zijn diverse rechten voor de patiënt vastgelegd. In dit hoofdstuk worden deze rechten nader besproken. De diverse rechten zijn van toepassing in zowel de openbare als in de ziekenhuisapotheek. In de ziekenhuisapotheek spelen echter een aantal punten wat minder dan in de openbare apotheek. Zo zal men in de ziekenhuisapotheek niet snel een patiënt aan de balie krijgen die zelf geneesmiddelen op komt halen. Ook een inzageverzoek door de patiënt zelf zal een uitzondering zijn. Voor wat betreft het klachtrecht in de apotheek wordt in dit hoofdstuk de klachtenregeling voor de openbare apotheek besproken. De klachtenregeling in het ziekenhuis, waar de ziekenhuisapotheek onder valt, komt hiermee overeen.

3.1 Het recht op vrije keuze van apotheek

Mevrouw B. is voor een nierziekte onder behandeling bij een internist in het ziekenhuis. Ze krijgt verschillende geneesmiddelen voorgeschreven. Daarnaast gebruikt ze ook geneesmiddelen die de huisarts voorschrijft. De internist zegt dat ze de geneesmiddelen die hij voorschrijft op moet halen in de poliklinische apotheek die aan het ziekenhuis verbonden is. Mevrouw B. wil de geneesmiddelen echter liever ophalen in haar oude vertrouwde apotheek bij haar in het dorp. Deze apotheek levert tenslotte ook de geneesmiddelen die de huisarts en andere artsen haar voorschrijven.
Mevrouw B. vraagt zich af of ze zelf mag bepalen in welke apotheek ze haar geneesmiddelen verkrijgt.

Mevrouw B. in de casus is niet verplicht om haar geneesmiddelen in de poliklinische apotheek op te halen. De arts moet haar het recept geven waarmee ze naar de apotheek van haar keuze kan gaan.
De verplichte inschrijving bij een apotheek is reeds vele jaren geleden komen te vervallen. Een patiënt heeft recht op vrije keuze van apotheek. Dit recht vloeit voort uit de Zorgverzekeringswet. De zorgverzekeraar kan wel een voorkeur aangeven voor een apotheek waar de verzekeraar een overeenkomst mee heeft gesloten, maar daar mag de patiënt van afwijken. Soms kan

het afwijken van de wens van de zorgverzekeraar echter inhouden dat het afgeleverde geneesmiddel niet vergoed wordt. Dit is afhankelijk van de polis die de verzekerde heeft afgesloten. Als de geneesmiddelen worden gehaald in een apotheek waar de verzekeraar geen overeenkomst mee heeft kan er in ieder geval niet automatisch gedeclareerd worden. De patiënt zal het middel eerst zelf moeten betalen en zelf bij de verzekeraar moeten declareren. Is er echter een naturapolis afgesloten dan kan de patiënt niet zelf declareren. De patiënt wordt op die manier dan toch gedwongen om naar de apotheek te gaan die de verzekeraar aangeeft.

Specialistische geneesmiddelen

Het recht op vrije keuze van apotheek wordt ook beïnvloed door fabrikanten die bepalen dat bepaalde middelen alleen bij een specifieke, door hen aangewezen apotheek verkrijgbaar zijn. De reden om dit zo te bepalen is volgens de fabrikant dat het geneesmiddel een speciale behandeling behoeft of dat er speciale zorg nodig is om het geneesmiddel toe te kunnen dienen. Zo zijn er geneesmiddelen die thuis bij de patiënt worden toegediend door (wijk)verpleegkundigen. De fabrikant mag zelf geen geneesmiddelen ter hand stellen aan de patiënt dus moet daar wel een apotheek voor ingeschakeld worden. Deze apotheek levert het geneesmiddel meestal landelijk. Er is tussen deze apotheek en de patiënt vaak geen persoonlijk contact.

Veel patiënten willen net als mevrouw B. uit de casus de geneesmiddelen ontvangen van hun eigen apotheek. De 'eigen' apotheek vindt het ook in het belang van de patiënt dat alle geneesmiddelen door één apotheek worden geleverd. Zo houdt de apotheek het overzicht over het totale medicatiegebruik van de patiënt en is er een optimale medicatiebewaking. Iedere apotheek kan in principe extra zorg regelen zodat er voldaan kan worden aan de eisen die de fabrikant bij het gebruik en toedienen van het middel stelt. Apotheken worden hierbij ondersteund door regionaal opgezette servicebureaus.

Als de patiënt zelf niet naar de apotheek kan komen gaat de apotheker of een apothekersassistente op huisbezoek, zodat de patiënt zelf de informatie over het geneesmiddel krijgt en vragen kan stellen. Daarnaast kan de apotheker de thuiszorg inschakelen om de patiënt te begeleiden bij het toedienen van het geneesmiddel.

3.2 Recht op informatie over de behandeling

De zorgverlener heeft op grond van de WGBO de plicht om de patiënt te informeren en zijn toestemming te verkrijgen voor een geneeskundig onderzoek en/of een geneeskundige behandeling. Het niet voldoen aan deze informatieplicht en toestemmingsvereiste kan leiden tot aansprakelijkheid. De patiënt moet op grond van de door de zorgverlener verstrekte informatie een afweging kunnen maken en besluiten toestemming te verlenen voor de behandeling.

Door de informatie die de apotheek geeft kan de patiënt besluiten of hij het voorgeschreven geneesmiddel ook echt wil hebben. Dit besluit houdt dan tevens in of de patiënt wel of niet instemt met de behandelingsovereenkomst. Zo kan het zijn dat de apotheek meedeelt dat het geneesmiddel niet vergoed wordt door de verzekering. De patiënt kan dan besluiten om dit middel niet te accepteren en de arts om een ander geneesmiddel te vragen dat wel vergoed wordt. Niet alle geneesmiddelen worden echter vergoed, dus deze keuze is er niet altijd.

> Bij patiënt X is diabetes geconstateerd. De huisarts bespreekt de gevolgen hiervan en verwijst de patiënt naar een gespecialiseerde diëtiste. Om te beginnen krijgt de patiënt orale medicatie. De apotheek levert de tabletten aan de patiënt af met een pak informatiemateriaal. Er wordt bij gezegd dat de patiënt alles goed door moet lezen.
> Heeft deze apotheek de patiënt voldoende geïnformeerd?

Nee, de apotheek in de casus heeft niet voldaan aan de informatieplicht. Vooral als een patiënt een geneesmiddel voor de eerste keer krijgt, is het van belang dat de apotheek voldoende informatie geeft. Een folder meegeven zonder mondelinge toelichting is niet voldoende. De patiënt moet de mogelijkheid krijgen om vragen te stellen. In het informatiegesprek kan er duidelijk worden uitgelegd hoe de geneesmiddelen gebruikt moeten worden en waar de patiënt verder rekening mee moet houden. Patiënt en apotheker kunnen naar aanleiding van het informatiegesprek ook tot de conclusie komen dat het voorgeschreven middel wellicht beter niet aan de patiënt kan worden meegegeven. Dit kan aan de orde zijn als het geneesmiddel bijvoorbeeld op bijzondere tijden ingenomen moet worden. Als dat voor de patiënt heel moeilijk te organiseren is, dan is het beter dat de arts iets anders voorschrijft. De apotheek kan dan verzoeken een nieuw recept te schrijven.

Het is niet altijd vanzelfsprekend dat de apotheker datgene aflevert wat op het recept is voorgeschreven, ook al heeft de patiënt geen bezwaar. De apotheker kan naar aanleiding van andere door de patiënt gebruikte geneesmiddelen tot de conclusie komen dat het voorgeschreven geneesmiddel voor deze patiënt niet geschikt is. Apotheker, voorschrijvend arts en patiënt kunnen samen besluiten dat een ander middel wellicht een betere keuze zou zijn. Indien er zonder medeweten van de arts een ander middel aan de patiënt wordt meegegeven wordt de behandelingsovereenkomst die de arts met de patiënt heeft doorkruist. Dit kan niet. Verder komt het er op neer dat de apotheker in dat geval zelf een geneesmiddel voorschrijft en daar is de apotheker niet toe bevoegd. Er moet dus altijd overlegd worden met de voorschrijvend arts, maar ook de patiënt moet bij dit overleg betrokken worden.

> Een patiënt krijgt een nieuw geneesmiddel van de apotheek. De assistente overhandigt het doosje en zegt dat meneer de tabletten 1 keer per dag voor het eten in moet nemen. Meneer vindt dit wel erg weinig informatie en wil meer weten over het geneesmiddel. De assistente zegt dat meneer wel voldoende informatie heeft gekregen van de arts en dat er een bijsluiter in het doosje zit.

In het geval van de patiënt uit de casus zou het kunnen zijn dat meneer zich afvraagt wanneer hij de tabletten het beste in kan nemen. Voor het ontbijt, de lunch of het avondeten? En mag hij het de ene dag bij het ontbijt innemen en de volgende dag bij het avondeten, of zit er dan teveel tijd tussen twee tabletten? Dit zijn niet alleen vragen waarop in de apotheek antwoord kan worden gegeven, maar waarover de apotheker verplicht is de patiënt te informeren. Verder mag de apotheker er niet van uit gaan dat de arts wel voldoende met de patiënt heeft besproken welk geneesmiddel er wordt voorgeschreven en waarom. De arts bespreekt dit meestal ook wel met de patiënt, maar dat neemt niet weg dat de apotheek ook zelf een verplichting heeft om de patiënt te informeren. De patiënt moet informatie krijgen die relevant is voor de behandelingsovereenkomst die wordt afgesloten met de apotheker. Deze informatie kan de arts niet geven.

3.2.1 Herhalen van informatie

> Na verloop van een aantal maanden is patiënt X goed ingesteld op zijn medicatie. Het bloedsuikergehalte is op een redelijk niveau. De huisarts draagt de patiënt over aan de praktijkondersteuner die speciaal voor de begeleiding van diabetespatiënten is aangenomen. Eens per 3 maanden wordt de patiënt door haar gecontroleerd. De praktijkondersteuner geeft de huisarts opdracht om een herhaalrecept te schrijven. De patiënt haalt trouw iedere 3 maanden zijn geneesmiddelen op in de apotheek. Na de eerste keer heeft hij nooit meer zo'n dik pak met informatie meegekregen. In de apotheek wordt er verder geen informatie gegeven bij het afgeven van het doosje tabletten. Evenmin wordt er aan de patiënt gevraagd hoe het ermee gaat.
> Heeft de patiënt bij chronische medicatie geen recht meer op informatie door de apotheek?

Een patiënt die al geïnformeerd is hoeft niet telkens opnieuw geïnformeerd te worden. Als een patiënt al langere tijd dezelfde medicatie gebruikt, mag men veronderstellen dat de patiënt op de hoogte is van de behandeling en de bijzonderheden over het gebruik. De apotheek hoeft niet iedere keer een informatiegesprek te houden alsof de patiënt voor de eerste keer in een apotheek is en moet besluiten of er een behandelingsovereenkomst afgesloten gaat worden met deze apotheek. We gaan er van uit dat de behandelingsovereenkomst die de patiënt en de apotheek de eerste keer met elkaar zijn aangegaan stilzwijgend wordt verlengd bij ieder nieuw recept. En iedere keer hetzelfde verhaal vertellen over het geneesmiddel, dat voegt niet iets toe. Als de patiënt een tweede en derde keer komt, kan men informeren naar de voortgang en of de patiënt misschien vragen heeft over bijwerkingen.

De apotheek moet aangeven dat de patiënt altijd met vragen over de medicatie terecht kan. Na verloop van tijd kunnen zich misschien toch bijwerkingen voordoen of de patiënt kan bijwerkingen op een langdurige termijn als vervelend gaan ervaren. Het optreden van bijwerkingen kan voor de patiënt bijvoorbeeld reden zijn om de behandeling te beëindigen. Daarnaast moet de apotheek ook attent zijn en zelf opletten of er misschien iets in de medicatie of de situatie van de patiënt veranderd is.

Komt een patiënt in de apotheek met een recept voor een heel ander geneesmiddel dan gebruikelijk, dan mag niet worden aangenomen dat de patiënt hierover ook voldoende geïnformeerd is. In principe is de algemene service die de apotheek verleent niet anders, maar het zou wel kunnen zijn dat er vanwege het nieuw voorgeschreven middel anders gehandeld moet worden. Als een patiënt bijvoorbeeld komt met een recept voor een eigen bereiding die de apotheek zelf niet kan uitvoeren moet de patiënt hiervan op de hoogte worden gebracht. De apotheker moet uitleggen dat de bereiding door een andere apotheek wordt gedaan en waarom. Dit kan voor de patiënt een reden zijn om dit geneesmiddel niet via de apotheek te willen ontvangen waar het recept wordt aangeboden. De patiënt mag er voor kiezen om voor dit geneesmiddel een overeenkomst aan te gaan met een andere apotheek die het middel wel zelf kan bereiden.

3.2.2 Informatie versus voorlichting

Naast de plicht om de patiënt te informeren over de behandeling kennen we in de apotheek de voorlichting over het geneesmiddel. Bij een eerste uitgifte valt dit meestal samen maar dat hoeft niet altijd zo te zijn. De informatie is bedoeld voor het krijgen van de toestemming van de patiënt voor de behandeling. De voorlichting wordt gegeven om aan de patiënt uit te leggen hoe het geneesmiddel gebruikt moet worden. Krijgt een patiënt bijvoorbeeld een geneesmiddel voorgeschreven dat via inhalatie ingenomen moet worden dan vertelt de apotheker dit aan de patiënt. De uitleg hoe de inhalator gebruikt moet worden valt onder het geven van voorlichting.

3.2.3 Het moment van informeren

Een patiënt levert een recept in voor een geneesmiddel. De assistente maakt het geneesmiddel klaar en overhandigt het aan de patiënt. Ze geeft daarbij informatie over het geneesmiddel en vertelt dat hij beter geen alcohol kan drinken. De patiënt vindt dit onacceptabel en zegt het geneesmiddel niet te willen hebben. De assistente zegt dat meneer het niet meer terug kan geven.

> Er is een behandelingsovereenkomst en meneer is verplicht om het geneesmiddel aan te pakken. Als hij dit middel niet had willen hebben dan had hij het recept niet in moeten leveren. Heeft de assistente gelijk?

Zoals hiervoor al is aangegeven kan de informatie op een ander moment worden gegeven dan dat er voorlichting wordt gegeven. In de apotheek is men er aan gewend om de voorlichting te geven op het moment dat het geneesmiddel aan de patiënt wordt overhandigd. Dit kan, maar daarbij moet men er wel op bedacht zijn dat de patiënt ook de kans moet krijgen om toestemming te geven voor de behandeling of, zoals in de casus, de mogelijkheid moet hebben om toestemming te weigeren. Dit is in de casus overgeslagen. Meneer krijgt de eerste informatie pas op het moment dat er al een etiket op het doosje zit. Het is jammer van het werk dat de assistente daaraan heeft gehad maar ze zal het geneesmiddel toch terug moeten nemen.

Informeren op het moment dat het geneesmiddel al is klaargemaakt kan dus wel, maar de apotheker en de assistentes moeten er op bedacht zijn dat de patiënt dan nog toestemming kan weigeren.

3.2.4 De patiënt moet de informatie begrijpen

> In de apotheek komen heel veel buitenlandse patiënten, waaronder mevrouw X. Ze geeft een recept af aan de balie en de assistente vertelt haar wat de bedoeling is. Mevrouw X. knikt vriendelijk naar de assistente. Deze gaat het middel klaarmaken en geeft een paar doosjes aan mevrouw. Ze wijst op het etiket en zegt: "Twee keer per dag gebruiken." Mevrouw X. knikt weer en lacht nog eens vriendelijk naar de assistente. Een uur later komt mevrouw X. weer in de apotheek, maar ze is nu niet alleen. Ze heeft een buurvrouw bij zich die aangeeft dat mevrouw X. geen Nederlands spreekt en het ook heel slecht verstaat. Ze vraagt de assistente of deze uit wil leggen wat mevrouw X. heeft gekregen, zodat zij het voor haar kan vertalen.

De wet verlangt van de hulpverleners dat de patiënt begrijpelijke informatie ontvangt. Dit kan voor iedereen iets anders betekenen. In de apotheek kan men niet volstaan met een standaard verhaal. Een oudere persoon zal wellicht de informatie minder goed, of minder snel, begrijpen dan een jonge, hoog opgeleide persoon. En ook mensen die de Nederlandse taal niet of slechts matig beheersen moeten op een eigen manier geïnformeerd worden. Dit betekent echter niet dat iedereen in de eigen taal informatie moet ontvangen. In de apotheek moet men proberen om de patiënt zo goed mogelijk te informeren en daarbij moet er ook worden gecontroleerd of de patiënt de informatie begrijpt. Bestaat de indruk dat de patiënt het verhaal totaal niet kan volgen wegens een taalprobleem, dan is het aan te raden dat de patiënt iemand meeneemt die als tolk op kan treden. De patiënt kan bijvoorbeeld, zoals in de casus, een buurvrouw of kennis meenemen die dezelfde taal spreekt, maar ook goed Nederlands verstaat.

Naast het taalprobleem kan er ook een probleem ontstaan door een cultuurverschil. Ook hier moet men in de apotheek rekening mee houden.

> Meneer Pietersen is een vriendelijke man die voor de eerste keer in Apotheek ABC komt. Hij geeft aan pas verhuisd te zijn en veel geneesmiddelen nodig te hebben. Hij heeft een chronische ziekte. Apotheek ABC zit dichtbij zijn huis en hij vraagt wat hij zoal kan verwachten van de apotheek en van het personeel. De assistente legt hem uit dat hij informatie over de apotheek op kan zoeken op internet en dat meneer heel eenvoudig herhalingsrecepten kan bestellen via internet. De assistente maakt de geneesmiddelen klaar en geeft ze aan meneer Pietersen mee. Meneer vraagt of ze wil vertellen wat er aan hem wordt meegegeven en hoe hij de geneesmiddelen moet gebruiken. De assistente geeft aan dat het gebruik op de etiketten staat en dat de bijsluiters erbij zitten, maar dat er ook veel informatie over de geneesmiddelen te vinden is op de website van de apotheek.

Hoe vriendelijk de assistente meneer Pietersen ook te woord staat, ze schiet tekort in het informeren van deze patiënt. Er is veel informatie te vinden op internet, maar heeft meneer wel internet? Meneer vraagt zelfs nog of ze even wil zeggen wat hij allemaal meekrijgt, maar ook daar geeft ze geen antwoord op. Het kan maar zo zijn dat deze meneer niet kan lezen, hij zal iemand anders moeten vragen om voor hem te controleren of hij wel de juiste geneesmiddelen mee heeft gekregen in de apotheek. Dat is niet de bedoeling, dit is een taak van de apotheek en de assistente had dit moeten doen.

3.2.5 De patiënt komt zelf niet in de apotheek, de geneesmiddelen worden bezorgd

> Apotheek de Gouden Pil heeft een groot aantal oudere patiënten. Veel van hen wonen in een verzorgingshuis maar er zijn ook nog veel zelfstandig wonende patiënten. Voor al deze patiënten krijgt de apotheek regelmatig recepten via de fax van de diverse huisartsen. De apotheek maakt de geneesmiddelen klaar en laat ze bij de patiënten thuis bezorgen.
> Ook deze patiënten hebben recht op informatie, maar hoe doe je dat?

Het komt in de meeste apotheken voor dat er patiënten zijn die zelf nooit in de apotheek komen, maar wel regelmatig geneesmiddelen nodig hebben. Als de patiënt zelf niet naar de apotheek komt kan er geen mondelinge informatie worden gegeven, terwijl dat toch verplicht is. De bezorger is niet opgeleid om de patiënt te informeren. Alleen folders en bijsluiters meegeven is niet voldoende.

Een ideale oplossing is dat een apotheekmedewerker op huisbezoek gaat en daar de patiënt informeert. Niet iedere apotheek heeft hiervoor de mogelijkheid. Soms is het ook voldoende dat er telefonisch contact wordt opgenomen met de patiënt. Is de patiënt zelf moeilijk aanspreekbaar, dan moet er contact opgenomen worden met degene die de patiënt verzorgt en de geneesmiddelen toedient. De informatie kan aan deze persoon worden verstrekt, die in plaats van de patiënt toestemming geeft.

3.2.6 De patiënt komt zelf niet in de apotheek, maar stuurt iemand anders

In de apotheek is het heel gebruikelijk dat er iemand anders dan de patiënt zelf met een recept naar de apotheek komt. Reden hiervoor is niet altijd dat de patiënt zelf te ziek is om naar de apotheek te komen. Er kunnen diverse redenen zijn waarom er iemand anders naar de apotheek komt. De patiënt werkt bijvoorbeeld tijdens de openingstijden van de apotheek en stuurt één van de kinderen. Of de patiënt zit met een voet in het gips en stuurt de buurvrouw. De informatie moet aan de patiënt zelf worden gegeven en de patiënt zelf moet toestemming geven. Maar hoe doe je dat als de buurvrouw aan de balie staat, of een kennis of collega van de patiënt?

Ook hier moet de apotheek zoveel mogelijk de patiënt zelf informeren, dus zo nodig telefonisch contact opnemen of op huisbezoek gaan. Dat is niet altijd mogelijk en dan moet er onderzocht worden wie de ophaler is en in hoeverre deze persoon de voor de patiënt bedoelde informatie over kan brengen. Hierbij komt ook het aspect van de privacy om de hoek kijken.

Als de apotheekmedewerker er voldoende vertrouwen in heeft dat het geneesmiddel aan de ophaler kan worden meegegeven dan betekent dit nog niet dat er toestemming van de patiënt is. Zodra de patiënt het middel heeft ontvangen en aan de hand van de eventuele mondeling overgebrachte en schriftelijke informatie besluit dit middel niet te willen hebben, dan moet de apotheek het geneesmiddel terugnemen. Er is geen overeenkomst tot stand gekomen. Vervelend hierbij is dat de apotheek het geneesmiddel in principe niet meer aan iemand anders mag 'verkopen'. Het moet dus worden weggegooid. De apotheek heeft werk verricht waarvoor niet betaald wordt. De declaratie mag niet naar de verzekering worden verstuurd.

Gelukkig accepteren de meeste patiënten de door 'de buurvrouw' opgehaalde geneesmiddelen wel. De apotheek moet er echter alert op zijn dat er een enkele patiënt is die in dit geval toestemming weigert omdat hij niet voldoende geïnformeerd is. Is er een redelijke kans aanwezig dat een goed geïnformeerde patiënt het voorgeschreven middel niet zal willen hebben, dan verdient het daarom de voorkeur dat de apotheek eerst met de patiënt zelf overlegt.

3.2.7 Het recht om niet geïnformeerd te willen worden

> Mevrouw van de Pol geeft een recept af bij de balie van de apotheek. Ze geeft aan dat ze geen informatie over het geneesmiddel hoeft te hebben. Ze wil liever niet weten wat voor vreselijke bijwerkingen er allemaal zijn. Als ze dat hoort gaat ze zich van alles in haar hoofd halen, met als gevolg dat ze het geneesmiddel niet meer wil slikken.

De patiënt heeft ook het recht om niet geïnformeerd te worden over de behandeling. Dit moet vooraf kenbaar gemaakt worden en worden vastgelegd in het dossier. Het recht om niet te worden geïnformeerd moet gerespecteerd worden, tenzij het niet-informeren niet opweegt tegen het nadeel dat de patiënt of derden hierdoor ondervinden.

De mededeling van een patiënt dat hij niet geïnformeerd hoeft te worden moet niet te snel worden opgevolgd. Veel patiënten hebben niet het geduld om een verhaal aan te horen of denken dat ze wel weten wat de apotheek te vertellen heeft. Dit ontslaat de apotheek niet van de informatieplicht. De apotheek moet ondanks het verzoek van de patiënt daarom toch zoveel mogelijk aan de informatieplicht proberen te voldoen. Maar als de patiënt echt geen informatie wil dan moet hem dit ook niet worden opgedrongen.

De apotheker heeft vanuit de Geneesmiddelenwet de verplichting om een bijsluiter mee te geven. Er is dus altijd enige vorm van verstrekken van informatie over het afgeleverde geneesmiddel. Maar de patiënt kan zelf besluiten om de bijsluiter wel of niet te lezen. Als de bijsluiter wordt meegegeven heeft de apotheek aan de verplichting voldaan vanuit de Geneesmiddelenwet. De patiënt kan de bijsluiter thuis direct weggooien. Dat is de eigen verantwoordelijkheid van de patiënt.

> Mevrouw van de Pol krijgt haar geneesmiddelen mee zonder bijsluiter. Op het doosje zit wel een gele sticker met de mededeling dat dit middel de rijvaardigheid kan beïnvloeden. Mevrouw zegt dat ze dit nou net niet had willen weten. Ze had toch gezegd dat ze geen informatie wilde hebben?

De apotheker kan van mening zijn dat de in de bijsluiter opgenomen informatie zo belangrijk is voor de patiënt dat de patiënt hier toch op gewezen moet worden. Zo kunnen er bijzondere gebruiksinstructies zijn, of de patiënt moet rekening houden met bijvoorbeeld beïnvloeding van de rijvaardigheid. De apotheker zal de patiënt hier dan toch op wijzen.

3.2.8 Het recht om niet geïnformeerd te worden

Een apotheek krijgt het verzoek van een arts om een patiënt niet te informeren over de ziekte en de geneesmiddelen die zijn voorgeschreven. De arts is van mening dat het beter is voor de patiënt indien hij niet weet welke geneesmiddelen hij precies krijgt en waarvoor ze worden gegeven. Mag een arts aan de apotheek vragen om de patiënt niet te informeren? Moet de apotheker aan dit verzoek voldoen?

De WGBO bevat, naast het recht van de patiënt om niet geïnformeerd te willen worden, nog een recht om niet geïnformeerd te worden. Dit gaat echter niet van de patiënt uit, maar van de hulpverlener. Dit recht kennen we ook onder de naam therapeutische exceptie. Een hulpverlener kan besluiten om een patiënt niet te informeren indien hij van mening is dat de informatie nadelige gevolgen zal hebben voor de patiënt. Weten wat de diagnose is komt zo hard aan bij deze patiënt dat het beter is om niets te weten. De kwaliteit van leven is beter als de patiënt de harde boodschap van de hulpverlener niet of niet op dat moment krijgt.

De arts mag een dergelijk besluit niet lichtvaardig nemen. Hij behoort in principe te overleggen met een andere arts voordat er wordt besloten de patiënt niet in te lichten over de behandeling. De beslissing om niet te informeren moet dus weloverwogen worden genomen. De arts kan zo nodig de informatie aan een vertegenwoordiger van de patiënt verstrekken.

Jurisprudentie

Een huisarts maakte met de ouders van een meisje de afspraak dat de medicijnen in druppelvorm ook toegediend zouden worden op momenten dat zij zich daar niet van bewust was. Het meisje verkeerde regelmatig in crisissituaties waarbij ze opname weigerde en medicatie niet innam. De huisarts informeerde het meisje zelf niet, waarbij hij tegemoet kwam aan zowel het belang van haar als van haar familie. Met de apotheker was de afspraak gemaakt dat het meisje niet mocht weten welke medicatie zij gebruikte en dat de medicijnen alleen aan de ouders mochten worden meegegeven.

De arts heeft hiermee inbreuk gemaakt op het recht van de patiënte geïnformeerd te zijn over de behandeling. Behalve het belang van patiënte heeft de arts ook het belang van de apotheek in het oog willen houden. Dat laatste belang kan echter niet als rechtvaardiging gelden voor een zo ernstige inbreuk op het in artikel 7:448 BW neergelegde recht op informatie van de patiënt. Tot gegrondverklaring van de klacht leidt dit oordeel echter niet omdat de arts mocht handelen zoals hij heeft gedaan. Het is voldoende aannemelijk dat de arts tot het oordeel kon komen dat het ontvangen van die inlichtingen onder de gegeven omstandigheden ernstig nadeel voor patiënte zou opleveren.

Bron: Regionaal Tuchtcollege Amsterdam, zaak 05146, 14 mei 2006.

Ook voor de apotheker is er een rol bij de therapeutische exceptie. De behandelend arts zal de apotheker moeten informeren over zijn besluit de patiënt niet te informeren. Want als de patiënt volledige informatie krijgt van de apotheek wordt het effect dat de arts beoogt teniet gedaan. De apotheker zal na overleg met de behandelend arts een eigen afweging moeten maken. Het kan echter niet zo zijn dat de patiënt de informatie die de arts bewust voor hem verzwijgt via de apotheek toch aan de weet komt. Als de patiënt niet volledig wordt geïnformeerd is het van belang om er rekening mee te houden dat de patiënt een inzagerecht heeft. De patiënt die zelf inzage vraagt moet zich ervan bewust zijn dat er gegevens beschikbaar gesteld kunnen worden die een andere behandelaar ter bescherming van de patiënt tot dan toe heeft verzwegen. Maar het is begrijpelijk dat niet iedere patiënt hierbij stilstaat.

Placebo

Een arts besluit om een placebo aan een patiënt voor te schrijven. Reden hiervoor is dat de arts vermoedt dat het tot nu toe voorgeschreven geneesmiddel niet nodig is. De patiënt is echter van mening dat hij niet zonder geneesmiddel kan.

De apotheker die het recept krijgt twijfelt wat te doen. Het placebo afleveren is niet zo moeilijk, maar er is een informatieplicht.

Vanuit de informatieplicht die is vastgelegd in de WGBO is er ook een probleem als een arts een placebo voorschrijft. De werking van het placebo is er op gebaseerd dat de patiënt denkt dat er een werkzame stof wordt voorgeschreven terwijl dat niet zo is. De patiënt wordt eigenlijk voor de gek gehouden. Het besluit om een placebo te geven kan heel goed voortvloeien uit zorg voor de patiënt. Er kan dan sprake zijn van een therapeutische exceptie. De arts moet dit overleggen met de apotheker. De apotheker moet zelf een afweging maken of het niet informeren in dit geval zwaarder weegt dan het wel informeren. Dringt de patiënt zelf aan om toch informatie te willen ontvangen dan is het beter om dit met de voorschrijvend arts te overleggen. Het beoogde effect van de placebo wordt meestal teniet gedaan als de patiënt weet dat het een placebo is.

Soms wordt er in overleg met de patiënt een placebo gegeven. Het gaat dan vaak om een afbouwschema waarbij de patiënt langzaam overschakelt van een geneesmiddel op een placebo. Nadat de patiënt volledig op een placebo is overgeschakeld en er geen redenen meer zijn om het geneesmiddel voor te schrijven krijgt de patiënt dit te horen. Het placebo is in dit geval een hulpmiddel.

3.3 Toestemming voor de behandeling

Zoals hiervoor bij het geven van informatie al is aangegeven, gaat de WGBO uit van de gedachte dat een goed geïnformeerde patiënt een weloverwogen keuze kan maken voor een behandeling. En op grond van de informatie kan de patiënt toestemming geven voor de behandeling. Deze toestemming moet er zijn. Zonder toestemming van de patiënt mag de hulpverlener in principe niet behandelen.

Ook in de apotheek is het verkrijgen van toestemming belangrijk. De toestemming die de patiënt aan de apotheek geeft, heeft een ander karakter dan de toestemming die de patiënt aan de arts geeft voor een behandeling. De patiënt heeft al toestemming aan de arts gegeven voor de behandeling waarvan het geneesmiddel een onderdeel is. De apotheek moet de patiënt met name goed informeren over het geneesmiddel zelf, het gebruik ervan en de begeleiding die de apotheker hierbij kan bieden. De apotheek beoordeelt of door de patiënt gebruikte geneesmiddelen wel samengaan met het voorgeschreven middel en moet de patiënt hier dus ook over informeren. Bij sommige geneesmiddelen zijn er aanpassingen in de leefwijze nodig. En ook niet onbelangrijk voor de patiënt is de informatie of een geneesmiddel wel of niet vergoed wordt. Het kan ook zijn dat de apotheek het voorgeschreven middel alleen mag leveren van een bepaald merk, omdat dit het beleid is van de zorgverzekeraar van de patiënt. Aan de hand van al deze informatie kan de patiënt besluiten om het voorgeschreven middel toch niet te willen hebben. In overleg met de patiënt en de voorschrijver moet er dan gezocht worden naar een alternatief.

3.3.1 Schriftelijke of mondelinge toestemming

De toestemming van de patiënt hoeft niet schriftelijk te worden vastgelegd. Men gaat uit van de gedachte dat de toestemming blijkt uit het handelen van de patiënt. Daarom is het dus ook van belang dat de apotheek vaststelt of de patiënt de informatie wel goed heeft begrepen. Voor ingrijpende behandelingen moet de hulpverlener de toestemming van de patiënt schriftelijk vastleggen. In de apotheek betekent het, dat niet iedere keer dat een patiënt een geneesmiddel krijgt en dus toestemt, er een formulier ondertekend hoeft te worden. Dit zou ook niet werkbaar zijn. Dat er bepaalde geneesmiddelen aan de patiënt zijn afgeleverd wordt in de apotheekcomputer geregistreerd. Men mag aannemen dat de patiënt die de geneesmiddelen in ontvangst neemt ook toestemming verleent voor deze behandeling.

De toestemming van de patiënt wordt afgeleid uit zijn gedrag. Deze vorm van toestemming verkrijgen is ook gebruikelijk bij de arts. Nadat de arts de patiënt heeft geïnformeerd en de mogelijke behandeling met de patiënt heeft besproken, gaat de patiënt bijvoorbeeld met een recept en een verwijsbrief voor een fysiotherapeut de deur uit. De patiënt hoeft bij de arts eveneens niet te tekenen als bewijs dat hij toestemt met de behandeling. Dit blijkt uit het feit dat de patiënt de adviezen van de arts opvolgt en dus naar de apotheek gaat om de geneesmiddelen te halen en een afspraak maakt met de fysiotherapeut.

> Meneer de Vries komt eens per maand met een recept voor kalmerende tabletten. De assistente vertelt meneer dat de kosten voor deze tabletten sterk gestegen zijn en dat de verzekering deze kosten niet meer vergoedt. De assistente adviseert om contact op te nemen met de behandelend arts om te vragen of deze iets voor kan schrijven dat wel vergoed wordt. Meneer De Vries is het er niet mee eens dat de apotheek nu ineens zoveel geld vraagt voor die tabletten, maar hij gebruikt dit middel al jaren en wil niets anders. De assistente legt hem uit waarom het zoveel duurder is geworden en dat de apotheek hier helaas niets aan kan doen. De verzekeraar vergoedt wel een middel van een andere fabrikant. Meneer De Vries wil echter geen 'namaakgeneesmiddel'. Hij betaalt de rekening en neemt de doosjes met tabletten mee. De assistente maakt een aantekening op het recept: 'Meneer wil geen generiek. Heeft bedrag voldaan'.
>
> Een week later komt meneer de Vries terug met de doosjes en wil ze inleveren. Hij heeft zich bedacht en zegt dat de apotheek hem niet om toestemming heeft gevraagd maar dat hij verplicht werd om de geneesmiddelen te accepteren. Hij wil zijn geld terug. De apotheker legt echter uit dat meneer zelf heeft geëist om het oude vertrouwde middel te krijgen en hier ook voor heeft betaald. Er is wel degelijk sprake van toestemming. Meneer de Vries stelt dat de apotheek moet bewijzen dat hij toestemming heeft gegeven. Er is geen overeenkomst en er is ook geen ander schriftelijk bewijs dat hij toestemming verleende.

De apotheker uit de casus heeft gelijk. Uit het gedrag en de uitlatingen van de patiënt mocht de apothekersassistente afleiden dat meneer toestemming gaf voor het geneesmiddel. De toestemming bleek tevens uit het feit dat hij de rekening ook direct betaalde. Verder kan de notitie op het recept ook in de bewijsvoering worden meegenomen.

De patiënt kan er zelf ook om vragen om de toestemming op papier vast te leggen. Of zich dit veel in de apotheek zal voordoen valt te betwijfelen. Meneer de Vries uit de voorgaande casus zal er waarschijnlijk in het vervolg zelf om vragen. We kunnen ons ook voorstellen dat er situaties zijn waarbij de apotheker graag vast wil leggen dat de patiënt het geleverde middel heeft geaccepteerd, en dus toestemming heeft gegeven. Dit kan aan de orde zijn als er aan de balie een discussie met de patiënt is geweest over het afleveren van een generiek of spécialité, zoals bij meneer de Vries uit de casus. De apotheker legt dan tevens in het dossier vast wat er met de patiënt is besproken. De patiënt krijgt een kopie van het toestemmingsformulier. Wanneer de patiënt later terug komt met de klacht dat de apotheek een geneesmiddel heeft afgeleverd dat niet vergoed wordt, kan de apotheker aantonen dat het merkgeneesmiddel met toestemming van de patiënt zelf is afgeleverd.

Het kan ook zijn dat een apotheker een geneesmiddel aflevert op verzoek van een patiënt, terwijl de apotheker eigenlijk van mening is dat de patiënt dit middel beter niet in kan nemen. Een door de patiënt ondertekend toestemmingsformulier ontslaat de apotheker dan niet van zijn verantwoordelijkheid. De apotheker moet altijd voor zichzelf afwegen of afleveren verantwoord is. Wordt er iets afgeleverd dat eigenlijk niet verantwoord is dan is de apotheker aansprakelijk te stellen voor de eventuele schadelijke gevolgen. Dat de patiënt heeft verklaard bekend te zijn met de risico's en deze risico's aanvaardt doet hier niets aan af.

3.3.2 Toestemming geven namens de patiënt

> In de apotheek wordt een recept ingeleverd voor mevrouw A. De assistente zegt dat het voorgeschreven middel niet vergoed wordt en dat mevrouw dus zelf zal moeten betalen. Er is wel een alternatief, maar dat moet de dokter dan voorschrijven. De assistente kan dit niet zomaar veranderen. Ze vraagt mevrouw wat ze wil. Het blijkt nu echter dat het niet mevrouw A. zelf is die aan de balie staat. Het is haar zuster die voor haar naar de apotheek is gegaan om de geneesmiddelen op te halen. Ze weet niet zeker of haar zus de geneesmiddelen zelf wel wil betalen maar besluit om hier namens haar zus toestemming voor te geven. Die middag belt mevrouw A. dat ze de geneesmiddelen weer terug komt brengen. Ze heeft inmiddels de arts gebeld voor een ander recept, voor een middel dat ze wel vergoed krijgt.

Zoals al eerder is aangegeven komt het in de apotheek vaak voor dat de patiënt niet zelf aan de balie staat, maar iemand anders. Over het algemeen mag men aannemen dat deze persoon ook echt namens de patiënt komt. Zijn er geen bijzonderheden dan kan men in deze ophaalsituaties de toestemming van de patiënt veronderstellen. Zijn er echter extra vragen nodig of overleg met de patiënt, dan kan dit niet via de ophaler tenzij dit een wettelijke vertegenwoordiger is. In de apotheek is men niet altijd op de hoogte of degene aan de balie een wettelijke vertegenwoordiger is. Dit zijn voor kinderen de ouders (voor zover ze het ouderlijk gezag hebben) of de voogd en een vertegenwoordiger of curator bij wilsonbekwame personen.

In de casus gaat het om een zus van de patiënt en een patiënt die nog heel goed in staat is om haar eigen belangen te behartigen. De zus kon hier niet namens de patiënt toestemming geven. Ze gaf zelfs aan dat ze niet zeker wist of haar zus het middel wel zelf wilde betalen. Dit zou voor de assistente reden moeten zijn geweest om de vervangende 'toestemming' van de zus aan de balie niet zomaar te accepteren. Telefonisch contact met de patiënte zelf was hier aan te raden geweest. De patiënte staat in haar recht als ze het door haar zus betaalde geld terug wil van de apotheek.

Aan de apotheekbalie staat een mevrouw met een recept voor haar moeder. Moeder kwam altijd zelf in de apotheek en de assistentes kennen haar goed. Mevrouw vertelt dat moeder gestruikeld is en haar heup heeft gebroken. Gisteren is ze teruggekomen uit het ziekenhuis en haar dochter haalt nu de medicijnen voor haar op. Door de hele toestand is moeder ook erg in de war geraakt. De dochter wil graag een overzicht van de medicatie die moeder gebruikte voordat ze naar het ziekenhuis ging. Ze heeft een briefje van het ziekenhuis wat moeder nu moet gebruiken en wil voorkomen dat moeder bepaalde middelen dubbel gebruikt.

Kinderen zijn officieel niet de wettelijke vertegenwoordiger van hun (bejaarde) ouders. Maar oudere mensen kunnen soms langzaam 'uit de werkelijkheid wegglijden'. Vader of moeder is niet meer in staat tot redelijke waardering van de eigen belangen zoals dat heet. Eén van de kinderen neemt dan meestal de zorg voor vader of moeder op zich en kan hiermee door de zorgverlener beschouwd worden als vertegenwoordiger. De zorgverlener moet wel vaststellen of er toestemming van de patiënt zelf is of dat deze toestemming verondersteld kan worden.

De mevrouw in de casus kan beschouwd worden als vertegenwoordiger van haar moeder. De apotheek kan haar het medicatieoverzicht geven en met haar bespreken of alles duidelijk is. Er kan een notitie worden gemaakt in het dossier van de bejaarde patiënte wat er met deze dochter is besproken. Ook kan de naam van de dochter worden genoteerd, zodat ook de andere apotheekmedewerkers weten wie er namens de patiënte de geneesmiddelen op komt halen en wie dus als aanspreekpersoon optreedt.

Aan de balie moeten de medewerkers zich ervan bewust zijn dat niet iedere oudere dement is en dat veel mensen nog heel goed kunnen communiceren met de apotheek. De situatie aan de balie moet goed worden ingeschat. Wie staat hier, wie is de patiënt, is er sprake van een betrouwbare situatie? Als er wordt getwijfeld aan de oprechtheid van de ophaler kan men vragen naar een legitimatie maar daarmee weet je nog steeds niet of die persoon daar echt namens de patiënt staat. De apotheekmedewerkers kennen echter heel veel patiënten en weten vaak ook wie er namens welke patiënten altijd in de apotheek komen.

Wordt er een nieuw geneesmiddel opgehaald voor een patiënt die niet bekend is in de apotheek dan moet men alert zijn of de situatie wel betrouwbaar is. Het kan natuurlijk zijn dat de 'vertegenwoordiger' het makkelijker vindt om naar deze apotheek te gaan en niet naar de apotheek waar de patiënt zelf altijd kwam. Dat moet natuurlijk mogelijk zijn en veel patiënten die een ophaler naar de apotheek sturen zullen hier geen moeite mee hebben. Is de patiënt nog goed in staat om te communiceren en dus zelf toestemming te geven, dan moet er wel even onderzocht worden of de patiënt het er mee eens is dat de geneesmiddelen uit een andere apotheek komen.

De ophaler kan echter ook minder goede bedoelingen hebben en het geneesmiddel voor zichzelf willen gebruiken. Het is natuurlijk afhankelijk van het geneesmiddel of dit aan de orde kan zijn. De kans op fraude is natuurlijk groter bij opiaten dan bij een recept voor paracetamol. We gaan echter in eerste instantie altijd uit van de goede bedoelingen van de ophaler.

3.4 Het recht op geheimhouding en privacy

De patiënt heeft er recht op dat de apotheker en de medewerkers zijn persoonlijke informatie vertrouwelijk behandelen. Ook heeft de patiënt recht op bescherming van zijn privacy. We maken hier een onderscheid in de geheimhouding omtrent de gegevens van de patiënt en de privacy in de apotheek. In de volgende paragraaf wordt de ruimtelijke privacy, de privacy in de apotheek, behandeld. Bij het onderwerp dossier komt de privacy van de gegevens aan de orde.

3.4.1 Het recht op privacy in de apotheek

Artikel 11 Grondwet garandeert ons de bescherming van de persoonlijke levenssfeer. Het recht op een persoonlijke levenssfeer wordt ook wel aangeduid als het recht om met rust te worden gelaten of het recht op privacy. Een onderdeel hiervan is de ruimtelijke privacy. In de gezondheidszorg is dit het recht op privacy in een ruimte waar meerdere personen aanwezig kunnen zijn, waaronder personen die geen behandelrelatie met de patiënt hebben. In de apotheek betreft het hier met name de privacy bij de balie.

> Een patiënt dient een klacht in bij de apotheek waar hij vorige week voor het eerst is geweest. Hij kreeg verschillende middelen voor eczeem en had hier zelf een aantal vragen over. De apothekersassistente heeft hem uitvoerig geantwoord. Het gesprek vond plaats in het bijzijn van een aantal andere personen die op hun recept zaten te wachten. Meneer vindt het niet prettig dat deze personen nu allemaal gehoord hebben dat hij eczeem heeft en hoe hij om moet gaan met de geneesmiddelen.

In de WGBO stond oorspronkelijk de bepaling dat de behandeling buiten waarneming van derden moest plaatsvinden. Hieraan is toegevoegd dat wanneer het een behandeling in de apotheek betreft de behandeling buiten gehoorsafstand van derden moet plaatsvinden. De apotheek moet er zoveel mogelijk voor zorgen dat het gesprek aan de balie niet te volgen is voor andere aanwezigen. Dit is vooral in kleinere apotheken vaak moeilijk te organiseren. Het gebruik van een spreekkamer waar men alleen met de patiënt zit is daarom voor veel gesprekken aan te raden. De apotheekmedewerker moet de patiënt uitnodigen om het gesprek in de spreekkamer voort te zetten. Daarbij moet er worden uitgegaan van de patiënt en niet van de apotheekmedewerker. De patiënt kan zijn privacy (of de schending daarvan) anders ervaren dan de apotheekmedewerker. Een patiënt die zelf vraagt om een gesprek in een spreekkamer mag dus ook niet geweigerd worden omdat de medewerker van mening is dat het gesprek niet privacygevoelig is.

> **Jurisprudentie**
>
> Klaagster verwijt de apotheker dat de apotheekmedewerkster het in beginsel vertrouwelijke advies van de huisarts omtrent de zwangerschapstest in de publieksruimte van de apotheek aan haar heeft overgebracht. (…)
> Nu niet uit te sluiten valt dat anderen dan klaagster in de apotheek iets aangaande de geadviseerde zwangerschapstest hebben gehoord, is het Centraal Tuchtcollege ten aanzien van het tweede verwijt van oordeel dat de klaagster aanspraak heeft op privacybescherming en dat het advies in principe niet in de publieksruimte overgebracht had behoren te worden, te meer daar ter terechtzitting is gebleken dat in de desbetreffende apotheek een spreekkamer voorhanden is. Ter terechtzitting is echter gerede twijfel ontstaan of klaagster niet zelf mede oorzaak is geweest van de aantasting van haar privacy.
>
> Bron: Centraal Tuchtcollege, zaak 2003/026, 9 december 2003.

Niet alle patiënten hebben er moeite mee dat er uitgebreide informatie wordt gegeven in een apotheek waar veel mensen mee kunnen luisteren. Deze patiënten moet men het gunnen om aan de balie te blijven staan en niet koste wat kost de spreekkamer in proberen te krijgen.

In de hiervoor aangehaalde zaak had de klaagster zelf aan de balie gevraagd of het voorgeschreven geneesmiddel schadelijk was in verband met zwangerschap. Later klaagde ze erover dat de assistente na het telefoongesprek met de arts inging op de zwangerschap terwijl andere wachtenden mee konden luisteren. Het college wijst hierop en is eigenlijk van mening dat klaagster zelf mede oorzaak was van de aantasting van haar privacy.

De apotheek is en blijft een open ruimte waar iedereen ziet wie er naar binnen gaat. Dit is niet te voorkomen. Tenslotte is dat bij iedere zorgverlener het geval. Als men daar belangstelling voor heeft kan men ook zien wie er bijvoorbeeld bij de huisarts of bij het ziekenhuis in- en uitloopt. Het enkele feit dat men in de apotheek aanwezig is en daar gezien wordt valt niet onder het beroepsgeheim van de apotheker.

> **Jurisprudentie**
>
> Het Centraal Tuchtcollege boog zich over de vraag of de apotheker, zoals klager betoogt, het beroepsgeheim heeft geschonden. Hij heeft, op een per e-mail door F. gestelde vraag, of klager op zondag 25 juli 2004 door de apotheek is geholpen, met 'nee' geantwoord.
> Het Centraal Tuchtcollege overweegt als volgt: 'Een apotheek is een voor een ieder toegankelijke en voor passanten vaak zichtbare ruimte, waar het doorgaans een komen en gaan is van bezoekers die voor zichzelf of ten behoeve van een ander medicijnen of andere in de apotheek verkrijgbare producten komen halen. Het enkele feit dat iemand in een apotheek aanwezig is en door personeel daarvan wordt geholpen is daarom niet iets wat als geheim of van een vertrouwelijk karakter kan worden beschouwd. De beantwoording van de vraag van F. door de apotheker levert derhalve geen schending van diens beroepsgeheim op.'
>
> Bron: Centraal Tuchtcollege, zaak 2006/177, 17 april 2007.

Menigeen heeft er ook geen moeite mee dat anderen zien dat men de apotheek binnengaat en daar een recept inlevert. Het komt regelmatig voor dat de wachtenden gezellig met elkaar zitten te praten en elkaars kwalen bespreken. Zolang de patiënten dat zelf doen is er natuurlijk geen sprake van schending van hun privacy.

> Patiënte komt in de apotheek en vertelt daar enthousiast dat de zwangerschapstest positief is. Ze vraagt of de door haar gebruikte geneesmiddelen eventueel gevaarlijk kunnen zijn in deze omstandigheid. De assistente feliciteert haar en roept een collega die de patiënte eveneens uitgebreid feliciteert. Twee andere patiënten die aanwezig zijn kijken elkaar aan en zijn zeer verbaasd. Als een van de twee aan de beurt is zegt ze dat ze dit toch een rare situatie vindt. Ze is van mening dat de privacy van de ander ernstig is geschonden door de assistentes.
> De zwangere patiënte is zelf nog aanwezig en hoort de klacht van mevrouw. Ze wijst deze mevrouw erop dat ze zelf geen enkel bezwaar ziet. De hele wereld mag van haar weten dat ze zwanger is. Ze kent de twee assistentes goed en verwijt hen niets.

Iemand die niet wil dat een ander weet dat hij geneesmiddelen gebruikt en dus naar de apotheek moet, kan er voor kiezen om het recept naar de apotheek te sturen en de geneesmiddelen te laten bezorgen. Maar ook dan kan de patiënt van mening zijn dat de privacy wordt geschonden als de bezorgauto van de apotheek voor de deur staat. Dit voert wel erg ver en de apotheker is niet verplicht om hier nog een oplossing voor te bieden. De patiënt kan er voor kiezen om iemand die hij wel vertrouwt naar de apotheek te sturen met het recept. Eventueel kunnen apotheker en patiënt ook nog afspreken dat de geneesmiddelen per post bezorgd zullen worden. Dit lijkt allemaal erg overdreven, maar is voor patiënten vaak wel een van de belangrijkste redenen om geneesmiddelen bij een internetapotheek te bestellen.

3.5 De rechten ten aanzien van het dossier

In de WGBO staat een verplichting voor de hulpverlener om een dossier met betrekking tot de behandeling van de patiënt in te richten. In dit dossier moeten alle gegevens opgenomen worden die relevant zijn, of zijn geweest, voor de behandeling van de patiënt en gegevens over de uitgevoerde verrichtingen. Ook andere stukken die relevant zijn voor de behandeling worden aan het dossier toegevoegd.

Uit deze dossierverplichting voor de hulpverlener vloeien rechten van de patiënt voort:
- het recht op bescherming van het dossier
- het recht op inzage
- het recht op een afschrift of een kopie
- het recht op wijziging en aanvulling
- het recht op vernietiging

3.5.1 Wat is een dossier?

De wet geeft niet exact aan wat er nu precies in een dossier moet worden opgenomen of hoe het dossier eruit moet zien. In het dossier moeten gegevens worden opgenomen die relevant zijn voor de behandeling van de patiënt. Alles wat niet relevant is moet achterwege worden gelaten en mag niet in het dossier worden opgenomen. Voorbeelden van niet relevante gegevens zijn persoonlijke werkaantekeningen van de hulpverlener, meldingen aan de Inspectie voor de Gezondheidszorg in geval van een calamiteit en de correspondentie met betrekking tot de afhandeling van een klacht van de patiënt. Bij het vastleggen van de gegevens moet men zich altijd afvragen of deze gegevens relevant zijn voor de behandeling. Als de gegevens noodzakelijk zijn voor de behandeling, dan is het relevante informatie die vastgelegd moet worden.

Het apotheekdossier bevat in ieder geval de volgende gegevens
- NAW-gegevens van de patiënt, inclusief telefoonnummer
- de gegevens over de huisarts
- gegevens over het voorgeschreven en afgeleverde geneesmiddel
- eventuele interactiemeldingen en de afhandeling daarvan
- mededelingen over eventueel (telefonisch) contact met de voorschrijver over een recept
- informatie over een allergie of andere onverenigbaarheid die bekend is bij de patiënt

- aantekeningen of er informatie aan de patiënt is verstrekt en zo ja, welke
- informatie die de patiënt heeft gegeven en die van belang is voor de behandeling

> In apotheek B. worden de dossiers van de patiënten goed bijgehouden. Alle zaken die de medewerkers van belang vinden voor de behandeling worden in het dossier opgenomen. Dat is ook handig voor de overdracht, want niet alle medewerkers zijn iedere dag aanwezig en patiënten hebben geen vaste assistente die hen altijd helpt.
> Zo schrijft men bijvoorbeeld de volgende zaken op in een dossier:
> - mevrouw betaalt geen rekeningen, de rekening moet naar kantoor van meneer
> - waarschijnlijk binnenkort scheiding?
> - denk eraan: mevrouw heeft al eens een klacht ingediend bij klachtencie
> - mevrouw slikt waarschijnlijk minder dan dosering aangeeft, ze spaart de tabletten volgens schoonzus
> - dochter heeft psychische klachten

De informatie over het betalen van de rekening is interessante interne informatie voor de apotheek. Deze informatie hoort echter niet thuis in het dossier. Ook de informatie over een eerder ingediende klacht, de informatie die een schoonzus heeft gegeven, vermoeden over therapieontrouw en informatie over andere patiënten horen niet thuis in het dossier. Dit zijn werkaantekeningen en zijn niet relevant voor de behandeling van desbetreffende patiënt. Persoonlijke werkaantekeningen zijn geen onderdeel van het dossier. Het betreft hier onder andere indrukken, een vermoeden of vragen die de apotheker of de assistente(s) hebben over de patiënt. In de apotheek noteert men nog wel eens eigenaardigheden van een patiënt om deze zo goed mogelijk aan de balie tegemoet te kunnen treden. Ook zijn dit soort notities vaak bedoeld voor de overdracht aan de collega's. Als een andere apotheek het dossier inziet tijdens de dienstwaarneming dan mogen deze gegevens niet zichtbaar zijn. En ook als de patiënt een dossier opvraagt mag deze informatie niet zichtbaar zijn. Iedereen kan zich voorstellen dat een patiënt het niet op prijs zal stellen als er een opmerking in het dossier staat zoals bijvoorbeeld 'zet de luchtverfrisser maar klaar'. Het is niet de bedoeling dat met de werkaantekeningen een tweede dossier wordt gevormd, een zogenaamd schaduwdossier. Deze werkaantekeningen blijven intern, mogen geen eigen leven gaan leiden en moeten beperkt blijven. In de apotheekcomputer noteert men de werkaantekeningen in een memoveld dat geen onderdeel is van het eigenlijke dossier.

Van iedere patiënt moet een eigen dossier worden bijgehouden. Het is niet de bedoeling dat er een dossier is van een heel gezin of zelfs een hele familie. Met aantekeningen maken over een bepaald gezinslid of familielid moet men ook heel voorzichtig zijn. Het moet echt relevant zijn voor de behandeling van de patiënt in wiens dossier dit wordt opgeschreven, anders mag zoiets niet in het dossier. In de apotheek komen niet zoveel situaties voor waarbij een mededeling over een familielid relevant is voor de behandeling. Bij een arts zal dit meer voor kunnen komen vanwege de aard van de behandeling en de andere relatie die de arts met de patiënten heeft.

3.5.2 Het elektronische dossier

In de tijd dat de WGBO van kracht werd kon men niet voorzien dat ruim 10 jaar later elektronische dossiers heel gewoon zouden zijn. De WGBO heeft hier dus ook geen rekening mee gehouden en gaat in principe uit van een volledig papieren dossier dat in beheer is van de zorgverlener die het dossier opstelt en bijhoudt. Toch zijn de bepalingen van de WGBO ook van toepassing op het elektronische dossier. Als we het hebben over de rechten ten aanzien van het dossier dan maakt het geen verschil of er sprake is van een papieren of een elektronisch dossier. Ook een elektronisch dossier mag niet zomaar aan iedereen worden doorgegeven en de patiënt moet ook het elektronische dossier zelf in kunnen zien.

3.5.3 Het recht op geheimhouding van de gegevens

De apotheker en de apothekersassistenten hebben een wettelijk geregelde geheimhoudingsplicht. In artikel 88 Wet BIG en in de WGBO is de geheimhoudingsplicht van de zorgverlener vastgelegd.

> Artikel 88 Wet BIG: 'Een ieder is verplicht geheimhouding in acht te nemen ten opzichte van al datgene wat hem bij het uitoefenen van zijn beroep op het gebied van de individuele gezondheidszorg als geheim is toevertrouwd, of wat daarbij als geheim te zijner kennis is gekomen of wat daarbij te zijner kennis is gekomen en waarvan hij het vertrouwelijke karakter moest begrijpen.'

Deze plicht is een recht van de patiënt. De patiënt heeft er recht op dat de apotheekmedewerkers geen informatie over de patiënt aan derden doorgeven, zonder toestemming van de patiënt. Onder het doorgeven van informatie wordt ook het geven van inzage in het elektronische dossier begrepen. De geheimhoudingsplicht moet ook in acht worden genomen ten opzichte van andere hulpverleners. Ook al hebben deze hulpverleners zelf eveneens een beroepsgeheim. Alleen degenen die rechtstreeks betrokken zijn bij de behandeling van de patiënt mogen informatie over de patiënt ontvangen zonder dat de patiënt hiervoor expliciet toestemming heeft gegeven.

Iemand die direct betrokken is bij de uitvoering van de behandelingsovereenkomst noemen we meestal de medebehandelaar. De medebehandelaar ontvangt alleen de informatie die van belang is voor zijn deel van de behandeling. De toestemming van de patiënt voor het uitwisselen van de patiëntengegevens wordt in dat geval verondersteld.

> Een farmaciestudent woont tijdens zijn stage een FTO bijeenkomst bij waarbij alle plaatselijke apothekers en huisartsen aanwezig zijn. Tot zijn verbazing hoort hij dat bij de besprekingen ter illustratie van de voorkomende problemen bij een bepaalde therapie de namen van patiënten genoemd worden. Er is geen noodzaak om de naam van de patiënt te kennen. Bij navraag blijkt dat dit bij deze FTO besprekingen gebruikelijk is. De artsen en apothekers zijn van mening dat alle aanwezigen een geheimhoudingsplicht hebben en dus de patiënten niet anoniem hoeven te bespreken. De student is het hier niet mee eens.

De student uit de casus heeft gelijk. Zowel de artsen als de apothekers schenden hun beroepsgeheim door informatie over de patiënt, zonder diens medeweten en toestemming, te delen met personen die niet direct betrokken zijn bij de behandelingsovereenkomst met deze patiënt. Het doet er dus niet toe dat alle aanwezigen een beroepsgeheim hebben. Patiënten mogen niet met naam en andere herleidbare gegevens besproken worden tijdens een FTO (Farmacotherapeutisch overleg). Indien dit relevant is mag 'het geval' wel worden besproken, maar met weglating van alle tot de patiënt herleidbare gegevens. De patiënt is dus voor de andere aanwezigen anoniem.

> Apotheker: "Nu de WGBO ook van toepassing is voor de openbaar apotheker bel ik regelmatig naar artsen voor het opvragen van medische dossiers van mijn patiënten. Ik ben direct betrokken bij de behandeling van deze patiënten en heb het recht om die gegevens te mogen ontvangen. De artsen weigeren deze echter te sturen. Ze beroepen zich op hun beroepsgeheim. Wat is dat voor onzin?"

De apotheker in de casus is niet helemaal goed op de hoogte van de bepalingen in de wet. De apotheker heeft een behandelingsovereenkomst met de patiënt, maar dat wil nog niet zeggen dat de apotheker daarmee ook direct betrokken is bij iedere andere behandelingsovereenkomst die de patiënt heeft met andere zorgverleners. De artsen hebben inderdaad een beroepsgeheim, maar dat betekent niet dat er daarom onderling gegevens uitgewisseld mogen worden zonder dat de patiënten hiervan op de hoogte zijn en toestemming hebben kunnen geven, of juist niet.

Direct betrokken bij de behandelingsovereenkomst in de apotheek zijn de apothekers en de andere apotheekmedewerkers. Zorgverleners buiten de apotheek worden officieel niet beschouwd als direct betrokken bij de behandelingsovereenkomst die patiënt en apotheek hebben. Apothekers moeten dus in principe altijd eerst toestemming vragen aan de patiënt voordat er contact wordt opgenomen met een arts om over de patiënt te overleggen. Dat wordt niet altijd als even praktisch ervaren in de apotheek.

Het Centraal Tuchtcollege[1] oordeelde echter in 2003 dat de apotheker verplicht is om contact op te nemen met de voorschrijver over onduidelijkheden in het recept en dat dit contact bij de patiënt als algemeen bekend verondersteld wordt. Voor dit contact hoeft de apotheker niet eerst toestemming te vragen aan de patiënt. In het Besluit Geneesmiddelenwet staat ook dat de apotheker verplicht is om bij onduidelijkheden in een recept te overleggen met de voorschrijvend arts voordat er iets aan de patiënt ter hand wordt gesteld. Als er dus contact is over onduidelijkheden in een recept dan hoeft de apotheker niet eerst toestemming aan de patiënt te vragen of de arts gebeld mag worden. Over het algemeen is het wel gebruikelijk dat de apotheekmedewerker aan de patiënt mededeelt dat er contact met de arts opgenomen zal worden. De patiënt krijgt hierdoor de kans om toestemming te weigeren.

> Een apotheker krijgt in juni een telefonisch verzoek van het ziekenhuis om een medicatieoverzicht van een van de patiënten te faxen over de periode mei – december van vorig jaar. Normaliter wordt een overzicht per fax aangevraagd met de handtekening van de patiënt. De apotheker belt met de arts waarvoor het overzicht bedoeld is. Deze legt uit dat het gaat om een rechtszaak die de familie van de patiënt tegen hem heeft aangespannen. De familie is van mening dat de arts verkeerde medicatie heeft voorgeschreven ten gevolge waarvan de patiënt nu is opgenomen in het ziekenhuis. Ze hebben een schadeclaim ingediend voor de medische kosten en het feit dat de patiënt al langdurig niet meer kan werken. De arts wil zich verweren en probeert een overzicht te krijgen van de medicatie die de patiënt gebruikte. De arts geeft aan dat als hij de informatie krijgt, de tegenpartij deze ook krijgt, dus hij snapt niet waarom de apotheker de gegevens niet wil faxen.

Er wordt een oud overzicht gevraagd. De arts vraagt het overzicht niet in het kader van de behandeling van deze patiënt, maar ten behoeve van zijn eigen verdediging. Waarschijnlijk heeft de arts onvoldoende bewijsmateriaal voor zijn onschuld in het eigen dossier. De apotheker mag alleen gegevens verstrekken over de door deze arts voorgeschreven geneesmiddelen. Andere gegevens mogen niet worden gegeven als er geen toestemming van de patiënt is. Is de patiënt zelf nog in staat om toestemming te geven? Dan kan de patiënt hierom gevraagd worden. De gegevens die de arts opvraagt kunnen noodzakelijk zijn voor het leveren van het bewijs van de schuld of onschuld van de arts. De rechter zal dan moeten bepalen of de apotheker deze gegevens zal moeten overhandigen en hiermee het beroepsgeheim mag schenden.

---

1 *Centraal Tuchtcollege*, zaak 2003/026

Onderdeel van de geheimhoudingsplicht is de verplichting om de gegevens van de patiënt te beschermen tegen toegang (inzage) door onbevoegden. Dit wordt in de volgende paragraaf behandeld.

3.5.4 Het recht op inzage

De patiënt heeft het recht om het eigen dossier in te mogen zien. De apotheker dient de patiënt op diens verzoek inzage te geven in zijn dossier. Dit mag niet worden geweigerd. Toen de wet werd geschreven was er bij de meeste zorgverleners nog sprake van papieren dossiers. Als er inzage werd verleend kwam het erop neer dat een patiënt het eigenlijke dossier in handen kreeg en door mocht lezen. Het dossier kon niet mee naar huis worden genomen, het moest bij de zorgverlener ingekeken worden. Nu er bij de meeste zorgverleners sprake is van elektronische dossiers is er een keuze voor het verlenen van inzage. In de apotheek kan de patiënt de gegevens inzien zoals ze in de computer zijn opgeslagen, maar hier kan ook een print van worden gemaakt.

> Een patiënt vraagt inzage in het eigen apotheekdossier. De assistente zegt dat ze de apotheker hiervoor zal roepen en vraagt de patiënt plaats te nemen in de spreekkamer. De apotheker komt met een uitdraai van het dossier en laat dit de patiënt rustig lezen. Voordat de apotheker de print maakte heeft hij een deel uit het dossier verwijderd omdat hier iets in stond over de echtgenote van deze patiënt. De patiënt merkt op dat er delen van het dossier zijn weggehaald en vraagt de apotheker waarom. De apotheker zegt dat het hier werkaantekeningen betreft die niet bestemd zijn voor de patiënt.

De inzage blijft achterwege indien dit nodig is ter bescherming van de persoonlijke levenssfeer van een ander. Onder anderen worden andere patiënten, zoals familieleden van de patiënt, verstaan en niet andere hulpverleners. Voordat een patiënt inzage in het dossier wordt gegeven moet het dossier nagekeken worden op gegevens die niet aan hem ter beschikking gesteld mogen worden. Deze gegevens moeten verwijderd worden voordat de patiënt inzage in het dossier krijgt of een afschrift ontvangt. Om te voorkomen dat dit mis gaat en de patiënt dus gegevens krijgt die niet voor hem bestemd zijn, moet zoveel mogelijk voorkomen worden dat deze gegevens in een dossier worden opgenomen. Ook als de patiënt de gegevens in kan zien via de apotheekcomputer moet men erop bedacht zijn dat hier geen werkaantekeningen worden getoond.

De apotheker hoeft niet per omgaande aan het inzageverzoek van de patiënt te voldoen. Officieel moet de hulpverlener binnen een termijn van vier weken zorgen dat de patiënt inzage kan krijgen in het dossier of er een afschrift van heeft ontvangen. In de meeste apotheken doet men daar echter niet zo moeilijk over. Met één druk op de knop rolt er een medicatieoverzicht uit de printer dat de patiënt direct mee kan krijgen. En wil de patiënt meekijken in het elektronische dossier dan is dat in de meeste gevallen ook direct mogelijk.

Elektronische inzage

Er zijn allerlei ontwikkelingen op het gebied van het elektronisch in kunnen zien van het medicatiedossier. Bijvoorbeeld een elektronische medicatiepas of een USB-stick, waar informatie over de medicatie en andere medische gegevens op worden gezet. Maar ook inzage via internet behoort in 2009 tot de mogelijkheden. Er zijn diverse bedrijven die op dit gebied iets hebben ontwikkeld. Zo zijn er bij verschillende zorgverleners of ziekenhuizen proeven met elektronische inzage. Er zijn ook apothekers die deze service aanbieden. De mogelijkheden voor de patiënt verschillen hierbij. Zo kan men bijvoorbeeld via internet de laatst afgeleverde geneesmiddelen opvragen, gegevens over allergie of de historie van het afgelopen jaar. Bij de behandeling van het wetsvoorstel voor de Wet EPD heeft de Tweede Kamer bedongen dat de patiënt direct bij de invoering van dit EPD de mogelijkheid heeft om het dossier elektronisch in te kunnen zien. Belangrijk bij elektronische inzage door de patiënt is dat de gegevens goed beveiligd worden tegen toegang door onbevoegden. Het moet niet mogelijk zijn dat anderen makkelijk bij de patiëntengegevens kunnen komen.

Als de patiënt inzage heeft in het dossier is de vraag wat de patiënt dan in moet kunnen zien. Bij een apotheekdossier zijn de meeste patiënten geïnteresseerd in een overzicht van de aan hen geleverde medicatie. Het is handig als je die gegevens overal ter wereld via internet op kunt vragen. Patiënten hoeven geen medicijnpaspoort mee te nemen op vakantie. Als het nodig is dat een buitenlandse arts moet weten wat de patiënt gebruikt, dan kan de patiënt even inloggen en een uitdraai maken. Bij inzage in een dossier ziet de patiënt de gegevens zoals de zorgverlener ze noteert en zelf gebruikt. Vaak worden er vaktermen gebruikt, of afkortingen. De apotheker kan aan de patiënt uitleggen wat deze termen en afkortingen betekenen. Van de zorgverleners kan niet worden verlangd om het dossier in gewone mensentaal te schrijven zodat de patiënt het ook kan lezen.

3.5.5 Inzage door derden

Anderen hebben in principe geen toegang tot de gegevens zonder toestemming van de patiënt. Hiervan uitgezonderd zijn de personen die direct betrokken zijn bij de behandeling van de patiënt. Ten aanzien van direct betrokkenen mag de toestemming van de patiënt worden verondersteld. Zoals ook bij het onderdeel geheimhoudingsplicht is uitgelegd kan niet iedere zorgverlener beschouwd worden als direct betrokkene bij de behandeling. Apothekers uit een andere apotheek, niet voorschrijvend artsen, verpleegkundigen, de thuiszorgmedewerkers enzovoort hebben zonder toestemming van de patiënt geen toegang tot de gegevens.

> In artikel 31 Besluit uitoefening artsenijbereidkunst (BUA) stond uitdrukkelijk
> bepaald aan wie de apotheker inzage mocht geven in de recepten. Dit waren,
> naast de patiënt zelf:
> - de wettelijke vertegenwoordiger van de patiënt
> - de behandelend arts
> - de voorschrijvend arts
> - de apotheker en apothekersassistent ter bereiding van het recept
> - de op grond van artikel 33 WOG met opsporing belaste personen en met controle belaste artsen
> - apothekers en apothekersassistenten in dienst van een (zorg)verzekeraar
>
> Dit artikel, en daarmee ook deze uitzondering, is met de invoering van de Geneesmiddelenwet vervallen.

Komt er iemand anders dan de patiënt zelf in de apotheek met een verzoek om de gegevens in te mogen zien, dan kan dit dus niet als er geen toestemming van de patiënt is. Ook de inspectie of politie kunnen niet zomaar gegevens inzien in de apotheek.

3.5.6 Het dossier van een overleden patiënt

De ouders van een overleden patiënt vragen het medicatiedossier op. Hun zoon was 40 jaar en had niet veel contact met zijn ouders. Ze hebben een vermoeden dat hij door een teveel aan medicijnen een eind aan zijn leven heeft gemaakt.

De apotheker zegt dat ze geen inzage in het dossier kunnen krijgen. Er is geen toestemming van de patiënt en dit kan de apotheker ook niet afleiden uit eerdere gedragingen. De apotheker kent wel de overledene, maar heeft zijn ouders nooit eerder gezien. Daarbij komt ook nog het gegeven dat de patiënt weinig contact had met zijn ouders en dat de ouders daarom ook niet gezien kunnen worden als vertegenwoordigers waarin de patiënt voldoende vertrouwen had.

De bescherming van de privacy van de patiënt en diens gegevens gaat ook na het overlijden van de patiënt door. Als iemand een medicatiedossier wil hebben nadat de patiënt is overleden moeten hier zwaarwegende redenen voor zijn. Het maakt hierbij niet uit of het om een nabestaande van de patiënt gaat of om iemand anders.

Het wil nog wel eens voorkomen dat nabestaanden om een medicatiedossier komen vragen omdat ze dit willen gebruiken in een erfeniskwestie. Vaak is het de bedoeling dat nabestaanden aan willen tonen dat de overledene niet meer wilsbekwaam was ten tijde van het opmaken of wijzigen van een testament. De apotheker mag in dit geval geen medicatiedossier verstrekken. De vraag of er daadwerkelijk sprake is van een zwaarwegend belang op grond waarvan de apotheker de geheimhoudingsplicht mag schenden moet worden voorgelegd aan de rechter. Als er een vermoeden is dat de patiënt is overleden doordat er een fout is gemaakt in de apotheek, dan moet er inzage worden verleend aan de inspecteur die het onderzoek verricht. Als een nabestaande in een dergelijk geval een verzoek doet om een kopie van het dossier, dan mag de apotheker dit dossier niet overhandigen.

3.5.7 Het recht op een afschrift of kopie

Zoals we hiervoor al zagen omvat het dossier in de apotheek meer dan alleen de gegevens over voorgeschreven en afgeleverde geneesmiddelen. Als een patiënt in de apotheek om zijn dossier vraagt wordt er meestal een uitdraai van het medicatieoverzicht gegeven. Dit is een overzicht van de geneesmiddelen die de patiënt op dat moment gebruikt. Meestal is dit ook voldoende, maar de patiënt heeft het recht om het hele dossier te krijgen.

> Mevrouw C. heeft er niet veel vertrouwen in dat de apotheek haar dossier wel goed bewaakt. Tegenwoordig met al dat internetgedoe kan iedereen gegevens opvragen. Ze vraagt aan de apotheker om de gegevens die in de computer zitten te verwijderen. Het papieren dossier komt ze volgende week ophalen. Het is haar dossier en ze bewaart het liever thuis in de kluis.

Bij een patiëntendossier is er juridisch gezien geen sprake van een eigenaar. Partijen hebben zeggenschap over het dossier maar geen eigendomsrecht. De apotheker legt het dossier aan en gebruikt het voor de werkzaamheden. De patiënt mag het dossier inzien, maar mag het niet mee naar huis nemen. De patiënt heeft wel het recht om een afschrift of een kopie van het dossier te krijgen. Dit mag niet geweigerd worden.

> Tijdens een verjaardagsfeest wordt de komst van het landelijke EPD besproken. Niet iedereen is daar blij mee. Ook vragen een aantal aanwezigen zich af waar dat EPD voor nodig is. Als je een dossier wilt hebben kun je dat zo ophalen. Bij de apotheek doet men daar helemaal niet moeilijk over. Niet alle aanwezigen hebben hier ervaring mee. Ze spreken met elkaar af dat ze de komende week allemaal naar hun apotheek gaan en daar om het dossier vragen. Twee weken later komen ze weer bij elkaar en wisselen de ervaringen uit. Het is inderdaad heel makkelijk om je dossier te krijgen. In één apotheek moest er wel voor het dossier betaald worden. Deze apotheek vroeg zelfs tien euro voor een dossier van twee bladzijden! Ook zit er verschil in de dossiers die ze mee hebben gekregen. In de meeste gevallen is het alleen een overzicht van in het afgelopen jaar afgeleverde medicijnen.

Voor het verstrekken van een kopie van het dossier mag een bedrag in rekening worden gebracht. Dit bedrag moet redelijk zijn en is bestemd voor de gemaakte kosten. De WBP noemt een bedrag van € 0,23 per pagina tot een maximum van € 4,50. Voor zeer omvangrijke dossiers mag er maximaal € 22,50 gevraagd worden. Het gaat hierbij om dossiers van meer dan honderd bladzijden. In de apotheek is het echter niet gebruikelijk dat men de patiënt om een vergoeding voor een kopie van het dossier of de medicatiehistorie vraagt.

3.5.8 Afschrift aan derden

Ook als het gaat om een verzoek tot overdracht van gegevens moet er toestemming zijn van de patiënt. Om deze toestemming te krijgen, of ter controle of de patiënt wel toestemming wil geven, kan men vragen of de patiënt het dossier zelf op komt halen in de apotheek. Bij het veranderen van huisarts is dat gebruikelijk. Bij de apotheken is het echter gebruikelijk dat een overzicht opgestuurd of gefaxt wordt als een collega daar om vraagt.

> Apotheker Janssens krijgt van een apotheek uit een ander deel van het land een telefonisch verzoek om een medicatieoverzicht te sturen in verband met overconsumptie van één van de patiënten. De betreffende patiënt is een half jaar daarvoor verhuisd en heeft dit aan apotheek Janssens doorgegeven. Er is toen geen verzoek gedaan door de patiënt om het dossier mee te nemen of door te geven aan een apotheek in zijn nieuwe woonomgeving. Janssens vraagt of de aanvraag per fax bevestigd kan worden en faxt het gevraagde overzicht nadat deze bevestiging is binnengekomen. Het betreft alleen een bevestiging van de aanvragende apotheker, er is geen handtekening of andere vorm van toestemming van de patiënt.
> Later blijkt dat het medicatieoverzicht gebruikt is in een echtscheidingszaak waarbij de apotheker persoonlijk betrokken is. De advocaat van de (ex)-patiënt zegt dat Janssens het overzicht nooit zonder toestemming van de patiënt had mogen faxen.

De advocaat in de casus heeft gelijk. De apotheker had toestemming van de patiënt moeten vragen. De aanvragende apotheker heeft er misbruik van gemaakt dat zijn collega erop vertrouwde dat hij het overzicht nodig had voor de behandeling van de patiënt. Er was geen sprake van een noodgeval waarbij acuut een overzicht nodig was en waarbij de apotheker de toestemming van de patiënt mocht veronderstellen. Ook was er geen andere reden om te veronderstellen dat de patiënt instemde met het verzoek. Als er sprake is van een onderzoek naar overconsumptie dan is het vreemd dat er een dossier wordt opgevraagd dat al een half jaar niet meer actief wordt bijgehouden. Er was na de verhuizing van de patiënt nog geen enkel verzoek geweest voor het overdragen van het dossier. De apotheker had moeten navragen waar het dossier voor bedoeld was en of de patiënt wel toestemming had gegeven.

3 De verschillende patiëntenrechten

> Meneer Taekema vraagt in de apotheek de dossiers op van zichzelf, zijn vrouw en twee van de drie kinderen. Het derde kind heeft al jaren geen geneesmiddelen meer gebruikt. De familie gaat op vakantie en meneer wil de dossiers meenemen voor het geval ze in het buitenland naar de dokter moeten.

Het dossier van mevrouw mag aan meneer Taekema worden meegegeven indien er toestemming is van mevrouw of indien de toestemming verondersteld mag worden. Het zou kunnen zijn dat mevrouw al eens heeft aangegeven dat een dossier door haar man opgehaald kan worden. Het is echter maar zelden dat een patiënt dit van te voren zelf regelt. Is er geen toestemming en kan men die ook niet veronderstellen dan mag het dossier niet worden meegegeven. Een oplossing voor het probleem is om het dossier per post te versturen naar de 'eigenaar' van het dossier. Het moet verstuurd worden naar het adres van de patiënt dat bij de apotheek bekend is.

Meneer Taekema kan de dossiers van de kinderen meekrijgen indien de kinderen jonger zijn dan 12 jaar. Als ze ouder zijn dan 12 jaar moet er toestemming van het kind zijn.

> Huisarts Robbema belt de apotheek met het verzoek om aan hem door te geven welke medicatie hij het afgelopen jaar aan mevrouw en meneer Teurlings heeft voorgeschreven. Bij controle van het dossier kwam Robbema een fout tegen. Hij heeft in zijn eigen dossier waarschijnlijk de medicatie van het echtpaar verwisseld.

Alhoewel de arts niet aangeeft dat de heer en mevrouw Teurlings hem toestemming hebben gegeven om de gegevens bij de apotheek op te vragen mag de apotheker de gegevens wel geven. De arts vraagt alleen om de medicatie die hij zelf heeft voorgeschreven. Andere gegevens mogen niet worden doorgegeven. Ten aanzien van de gegevens die de arts zelf in principe ook heeft mag men de toestemming van de patiënten veronderstellen.

3.5.9 Een kopie meegeven in noodgevallen

Een apotheek ontvangt een telefoontje van een ambulancemedewerker. Hij vraagt of de apotheek door wil geven welke geneesmiddelen mevrouw X. gebruikt. Mevrouw heeft een poging tot zelfdoding gedaan en wordt nu naar het ziekenhuis gebracht. Mevrouw is niet aanspreekbaar. De familie vermoedt dat ze teveel medicijnen heeft ingenomen. Ze hebben een doosje meegegeven waar naam en telefoonnummer van de apotheek op staan. De assistente aan de telefoon twijfelt of ze wel door mag geven welke medicatie mevrouw de afgelopen tijd heeft gehaald.

De assistente in de casus mag de ambulancemedewerker de gevraagde gegevens geven zonder dat er toestemming is van de patiënt. Het gaat hierbij om het afwenden van een gevaar voor de patiënt. De ambulancemedewerkers kunnen de gegevens over de medicatie doorgeven aan het ziekenhuis, zodat men daar weet hoe te handelen. Ondanks het feit dat de patiënt een einde aan haar leven wilde maken en dus eigenlijk niet gered wil worden, is er sprake van een noodgeval.

> Aan de apotheekbalie staat een opgewonden jongeman. Hij heeft net het medicatiedossier van zichzelf en twee van zijn vrienden opgevraagd. Ze gaan morgen voor een half jaar op reis en hoorden dat het handig was om een medicatieoverzicht mee te nemen voor het geval ze in het buitenland naar een dokter moeten. De apothekersassistente geeft alleen zijn eigen dossier aan de jongeman mee. De twee andere dossiers mag ze niet meegeven omdat er geen toestemming is van de beide vrienden. Volgens de jongeman is er sprake van een noodgeval, ze vertrekken al over 12 uur. En verder zegt hij: "Ze hebben mij hier toch naar toe gestuurd? Ze vinden het goed."
> De assistente is onverbiddelijk, de beide vrienden moeten zelf komen voor het eigen dossier.

De assistente in de casus heeft gelijk dat ze de dossiers niet meegeeft. Er is geen sprake van een noodgeval. Als de jongeman zijn vrienden direct belt kunnen ze zelf nog naar de apotheek komen om het dossier op te halen.

3.5.10 Het recht op wijziging en aanvulling

In de WBP is de bepaling opgenomen dat de betrokkene de verantwoordelijke schriftelijk kan verzoeken gegevens te verbeteren, aan te vullen, te verwijderen of af te schermen voor zover deze gegevens feitelijk onjuist zijn of niet ter zake doen. In de WGBO is geen recht van verbetering opgenomen. Men wilde de discussie over de juistheid van medische gegevens voorkomen. De WGBO kent wel het recht op aanvulling van de gegevens. Medisch inhoudelijke gegevens kunnen dus niet door de patiënt worden gewijzigd of verbeterd, maar adresgegevens en gegevens over de verzekeraar kan de patiënt wel laten aanpassen.

> Een patiënte wil een notitie in haar apotheekdossier laten wijzigen. Ze heeft gezien dat de apotheker heeft genoteerd dat de klachten van mevrouw vermoedelijk te wijten zijn aan een allergie. Mevrouw is echter van mening dat de apotheek haar het verkeerde middel heeft afgeleverd en dat ze daarom klachten heeft gekregen. Ze eist dat de notitie verwijderd wordt en dat de apotheek hiervoor in de plaats zet: 'verkeerd geneesmiddel afgeleverd'.
> De apotheker zegt dat de gegevens in het dossier niet gewijzigd kunnen

worden. Bij controle is gebleken dat er geen fouten zijn gemaakt en dat mevrouw datgene heeft gekregen wat de arts heeft voorgeschreven. Wel is de apotheker bereid om de mening van mevrouw op te nemen in het dossier.

De apotheker is verplicht om een verklaring van de patiënt met betrekking tot de in het dossier opgenomen informatie toe te voegen aan het dossier. Indien de patiënt dus op- of aanmerkingen heeft over hetgeen er in het dossier over zijn gezondheidstoestand staat opgeschreven, moeten deze opmerkingen in het dossier worden opgenomen. In de apotheek is het niet echt gebruikelijk dat patiënten een verzoek tot aanvulling op het dossier indienen. Mocht dit wel aan de orde zijn dan moet de apotheker de verklaring van de patiënt in het papieren dossier opbergen en hiervan een aantekening maken in het (elektronische) dossier.

3.5.11 De bewaartermijn van het dossier

In de WGBO is een termijn opgenomen waarbinnen het dossier niet mag worden vernietigd. Het dossier moet tenminste vijftien jaar worden bewaard. Oorspronkelijk was deze termijn tien jaar. Dit vond men eigenlijk bij de invoering van de wet al te kort. Eind 2004, toen de wet bijna tien jaar van kracht was, is de bewaartermijn met vijf jaar verlengd. In de apotheek was men eraan gewend dat de recepten gedurende zes jaar bewaard moesten worden. Door de invoering van de WGBO is de bewaartermijn voor recepten ook naar vijftien jaar gegaan. De recepten zijn een onderdeel van het dossier in de apotheek. In de Regeling Geneesmiddelenwet wordt aangegeven dat de recepten bewaard moeten worden gedurende de termijn die in de WGBO staat vermeld. In het concept wetsvoorstel voor de Wet cliëntenrechten zorg is de bewaartermijn verdubbeld naar dertig jaar.

Tegenover de verplichting om het dossier gedurende een bepaalde termijn te bewaren staat het recht van de patiënt om het dossier, of delen daarvan, te laten vernietigen.

3.5.12 Het recht op vernietiging

De patiënt kan vragen om de gegevens in het dossier te vernietigen voordat de wettelijke bewaartermijn is verlopen. De apotheker dient ervoor te zorgen dat de gegevens binnen drie maanden na het verzoek worden vernietigd, tenzij het bewaren van de gegevens van belang is voor een ander dan de patiënt of voortvloeit uit een wettelijk voorschrift.

In de apotheek hebben we te maken met een bewaarplicht vanuit andere wetgeving. Het kan daarom zijn dat gegevens niet vernietigd kunnen worden als de patiënt daar om vraagt. Voor de financiële gegevens, waaronder de declaratiegegevens, is er een bewaarplicht van tenminste zeven jaar. De recepten vormen een onderdeel van deze administratie, dus de recepten mogen niet binnen deze termijn worden vernietigd. Gegevens in het dossier die niet van belang zijn voor de financiële administratie kan men op verzoek van de patiënt wel vernietigen, tenzij hierin gegevens staan die van belang zijn voor een ander. Het belang van deze ander moet groot genoeg zijn om bewaren te rechtvaardigen. Als er een schadeclaim tegen de apotheker is ingediend mag de apotheker de gegevens bewaren ondanks het verzoek van de patiënt om ze te vernietigen. Met het vernietigen van het dossier zou de apotheker eventueel bewijsmateriaal vernietigen.

> Een vrouw vraagt aan de apotheek om de verzekeringsgegevens van haar echtgenoot uit de computer te verwijderen, waardoor haar man bij aflevering van een middel contant zou moeten afrekenen. Ze denkt hierdoor meer controle over haar man te hebben. Hij gebruikt volgens haar veel te veel medicijnen.

De apotheker uit de casus mag de gegevens niet verwijderen. Het verzoek tot het verwijderen van de verzekeringsgegevens vloeit niet voort uit de overeenkomst die mevrouw met de verzekeraar en de apotheek heeft, maar heeft een andere reden en een ander doel. Daarnaast moet er ook toestemming van de echtgenoot zelf zijn. Ze zal iets anders moeten verzinnen om haar man onder controle te houden.

> Een man verzoekt om de gegevens uit het medicatiedossier van het afgelopen jaar te vernietigen. Hij is een paar maanden onder behandeling geweest van een psychiater en wil niet dat deze gegevens zijn hele leven zichtbaar blijven. De apotheker zegt de man dat de gegevens niet vernietigd kunnen worden. Het is gevaarlijk als de apotheek een recept krijgt en er geen medicatiebewaking gedaan kan worden. Toch blijft de man bij zijn verzoek. Hij gebruikt de antidepressiva inmiddels niet meer. De apotheker kan de gegevens niet uit de computer verwijderen maar blokkeert het dossier voor inzage door derden. Hij maakt een notitie in het dossier: 'gegevens over de medicatie psychiater vernietigd op verzoek patiënt'. De papieren recepten worden gewoon in de apotheek bewaard.

Als de gegevens vernietigd zijn kan er geen medicatiebewaking meer worden uitgevoerd. Maar voor het terecht afwijzen van een verzoek tot vernietiging kan de apotheker niet als reden aanvoeren dat de gegevens van belang zijn voor de verdere behandeling van de patiënt. De apotheker moet de patiënt wijzen op de risico's die eraan verbonden zijn dat er niet meer kan worden teruggegrepen op de gegevens uit het verleden. Het is een plicht van de apotheker om de patiënt dit goed duidelijk onder de aandacht te brengen. Weigert de patiënt hiernaar te luisteren en blijft hij bij zijn verzoek tot vernietiging dan moet de apotheker hieraan gehoor geven. De patiënt heeft zelf de verplichting om andere zorgverleners mede te delen welke medicatie er gebruikt wordt en welke medicatie er eventueel in het verleden gebruikt is. Een medicatiepaspoort kan hiervoor uitkomst bieden.

De apotheker in de casus ondervindt nog een probleem bij het verwijderen van de gegevens. De techniek staat niet toe dat er delen uit een dossier worden verwijderd. Daarom kiest hij ervoor om het dossier te blokkeren voor inzage door derden. Met de notitie dat de gegevens over de medicatie van de psychiater verwijderd zijn probeert hij de medewerkers erop te attenderen dat deze gegevens dus eigenlijk niet meer bestaan.

Indien de patiënt erop staat dat zijn gegevens worden vernietigd dan is het aan te raden om dit schriftelijk vast te leggen. Deze aantekening dient als bewijs indien de patiënt of bijvoorbeeld de inspectie ooit om gegevens vragen, deze niet aantreffen en de apotheker beschuldigen van onvoldoende dossiervorming. Uit het door de patiënt ondertekende formulier moet duidelijk blijken welke informatie de patiënt heeft ontvangen van de apotheker. De rechter zal bij onenigheid over het vraagstuk of de gegevens op verzoek en met toestemming van de patiënt zijn vernietigd uitspraak moeten doen.

3.5.13 Het voor andere doeleinden gebruiken van de gegevens

De in de apotheek verzamelde gegevens van de patiënten mogen niet voor andere doeleinden worden gebruikt. De apotheker mag de gegevens bijvoorbeeld niet doorgeven aan een farmaceutisch bedrijf dat de patiënten reclame wil sturen. Maar ook mag er geen lijst met patiëntennamen aan een arts worden gegeven met als doel dat de arts de patiënten aanschrijft.

> Een eigenaar van meerdere apotheken wil een klantentevredenheidsonderzoek doen. Vanuit het hoofdkantoor wil men de klanten per e-mail een vragenlijst voorleggen. Er wordt vooraf toestemming gevraagd om het e-mailadres vast te mogen leggen in het apotheeksysteem, met als doel hen via de e-mail met een enquête te benaderen. Klanten krijgen een folder mee waarop dit staat vermeld. Het e-mailadres wordt alleen na toestemming doorgegeven aan het hoofdkantoor. Klanten die toestemming hebben gegeven, kunnen de toestemming ten allen tijde weer intrekken. Bij iedere e-mail die in verband met het onderzoek wordt verstuurd kan men aangeven niet meer mee te willen doen en verzoeken om het adres uit de lijst te verwijderen.
> Een apotheker vraagt zich af of dit wel is toegestaan.

Het gaat in deze casus niet om het overdragen van patiëntengegevens aan derden. De e-mailadressen van de klanten uit de casus worden niet geselecteerd uit een adressenbestand van de apotheek. Er worden geen koppelingen gemaakt met de medicatiegegevens. De klanten geven zelf toestemming voor het gebruik van hun e-mailadres en eventueel andere gegevens, voor zover dit op het kaartje staat. Deze werkwijze is toegestaan. De gegevens van de klanten mogen echter niet voor andere doeleinden gebruikt worden dan het klantentevredenheidsonderzoek.

3.6 Het recht om te klagen over de zorgverlener

Overal waar mensen werken worden fouten gemaakt. Als er iets fout gaat in de zorgverlening heeft de patiënt het recht om een klacht in te dienen over de zorgverlener. Maar er hoeft niet altijd sprake te zijn van een fout, er kan ook een ongenoegen zijn over de wijze waarop de patiënt behandeld is door de zorgverlener. Ook hier kan over geklaagd worden. Als een patiënt een klacht heeft is het normaal dat dit eerst besproken wordt met de apotheek. De patiënt heeft er recht op dat de apotheekmedewerkers de patiënt en zijn klacht serieus nemen. Wordt de klacht niet naar genoegen van de patiënt afgehandeld dan is er een mogelijkheid om de klacht voor te leggen aan een officiële instantie. Als de relatie zodanig verstoord is dat de patiënt niet meer wil klagen bij de apotheek maar direct naar een andere instantie gaat dan is dat toegestaan.

Er zijn verschillende mogelijkheden om een klacht in te dienen over het handelen van een zorgverlener:
- de klacht bespreken met de persoon of instelling waartegen de klacht is gericht
- het inschakelen van een klachtenbemiddelaar
- de klacht voorleggen aan de Klachtencommissie Openbare Apotheek
- de klacht voorleggen aan de tuchtrechter
- het starten van een civiele procedure

De klagende patiënt heeft recht op:
- een serieuze en respectvolle afhandeling van de klacht
- duidelijke informatie over de instanties voor opvang en advies
- informatie over de verschillende mogelijkheden om een klacht in te dienen
- vrije keuze van klachteninstantie
- informatie over de afhandeling van de klacht
- duidelijkheid over termijnen waarbinnen de klacht wordt afgehandeld
- de mogelijkheid om zich te laten bijstaan
- de mogelijkheid zich te laten vertegenwoordigen
- de mogelijkheid om een onafhankelijk oordeel over de klacht te krijgen
- vertrouwelijke behandeling van de klacht en de gegevens
- geen nadelige gevolgen voor de klager naar aanleiding van het indienen van een klacht

3.6.1 Klachtenafhandeling door de apotheek

Een patiënt die een klacht indient in de apotheek moet altijd serieus worden genomen. De patiënt moet zijn verhaal kunnen doen en de apotheek moet de kans krijgen om uit te leggen waarom er zo is gehandeld. Als er daadwerkelijk een fout is gemaakt door de apotheek dan moet dit ook aan de patiënt worden verteld. Het verzwijgen van een fout lost niets op. Van de melding van een klacht moet een aantekening worden gemaakt in een klachtendossier. De klacht moet intern besproken worden en indien dit van toepassing is moet er aan de patiënt worden medegedeeld welke maatregelen er worden getroffen om een soortgelijke klacht in het vervolg te voorkomen. Menig patiënt zal hiermee tevreden zijn.

Als de patiënt zelf schade heeft geleden door een fout kan de apotheker aanbieden om eventuele onkosten te vergoeden. Een bos bloemen wordt ook vaak op prijs gesteld, maar de apotheker moet hiermee niet willen voorkomen dat de patiënt een klacht indient bij een klachtencommissie of tuchtcollege. Ook nadat de klacht is besproken met de apotheker kan de patiënt er alsnog voor kiezen om de klacht voor te leggen aan bijvoorbeeld de klachtencommissie.

3.6.2 Klachtenbemiddelaar en klachtencommissie

De KNMP heeft in 1995 een landelijke klachtencommissie opgezet die de klachten over alle openbare apothekers in Nederland behandelt. Sinds 1 januari 2008 is er een klachtencommissie voor de behandeling van klachten over Mediq apotheken. Ook over de ziekenhuisapotheker kan worden geklaagd. Een klacht kan worden ingediend bij de klachtencommissie van het desbetreffende ziekenhuis.

De klachtenbemiddelaar

Sinds een aantal jaren is er naast de klachtencommissie van de KNMP een mogelijkheid om de klacht voor te leggen aan een klachtenbemiddelaar. Dient een patiënt een klacht in bij de klachtencommissie dan wordt de klager voorgesteld om de klacht eerst voor leggen aan de bemiddelaar. De klager kan ook zelf eerst contact opnemen met de klachtenbemiddelaar. Het telefoonnummer is te vinden via www.apotheek.nl.

De bemiddelaar is onpartijdig en zoekt samen met de patiënt naar een oplossing van het probleem. De informatie die de bemiddelaar krijgt wordt vertrouwelijk behandeld. In de meeste gevallen belt de bemiddelaar met klager en aangeklaagde. Er zijn geen mondelinge zittingen en zodoende is de klachtenafhandeling informeel. Door de persoonlijke benadering bereikt de bemiddelaar echter wel heel vaak een resultaat. Als de bemiddeling geen voldoende resultaat oplevert kan de klacht worden behandeld door de klachtencommissie.

> Een patiënt ergert zich eraan dat hij telkens een ander merk geneesmiddel krijgt. De apotheekmedewerkers willen hier niets aan doen. "Het moet van de verzekering", is steevast hun antwoord. De doosjes zien er steeds anders uit en hij is bang dat hij het door elkaar gaat halen. Bij de apotheek wordt gezegd dat hij de etiketten goed moet lezen, dan kan er niets verkeerd gaan. Meneer

is echter slechtziend en hij gaat meestal af op de kleur en het uiterlijk van het doosje. De apotheek zegt hier niets aan te kunnen doen. Dan moet meneer maar iemand om hulp vragen bij het innemen van de medicijnen.

Meneer neemt contact op met de klachtenbemiddelaar met de vraag of dit nu niet anders geregeld kan worden in de apotheek. Hij vindt dat er in deze apotheek sprake is van slechte communicatie met de patiënt. Men is niet bereid om mee te denken. De klachtenbemiddelaar belt met de apotheek, legt het probleem van de patiënt uit en stelt voor dat apotheker en patiënt met elkaar om de tafel gaan voor een oplossing. De apotheker begrijpt het probleem en nodigt de patiënt uit voor een gesprek.

Tijdens het gesprek biedt de apotheker haar excuses aan voor de slechte communicatie. Ze spreekt samen met meneer af hoe ze er in de apotheek voor kunnen zorgen dat de diverse medicijnen herkenbaar blijven, ondanks dat er gewisseld wordt van fabrikant.

Klachtencommissie

De Klachtencommissie Openbare Apotheek heeft als taak op basis van de behandeling van een klacht te komen tot een uitspraak over deze klacht. Zo nodig wordt de apotheker geadviseerd over te nemen maatregelen. Daarnaast heeft de klachtencommissie de taak om structurele tekortkomingen bij de beroepsuitoefening te signaleren. De klachtencommissie dient de werkzaamheden goed af te stemmen met patiënten- en consumentenorganisaties.

Een klacht moet schriftelijk worden ingediend bij de klachtencommissie. Er zijn geen kosten verbonden aan het indienen en laten behandelen van een klacht. De klager kan iemand machtigen om de klacht namens hem in te dienen. Nabestaanden kunnen ook een klacht indienen. De klachtencommissie kan personen die direct betrokken zijn bij de klacht oproepen voor een mondelinge bespreking. Ook kan er informatie worden ingewonnen of kunnen stukken worden geraadpleegd, voor zover de klager hier toestemming voor geeft. Verder kan de klachtencommissie deskundigen inschakelen.

De klager wordt binnen twee weken nadat de klacht is ingediend geïnformeerd over de te volgen procedure. De aangeklaagde apotheker krijgt de klacht toegestuurd en mag daar schriftelijk op reageren. In de meeste gevallen krijgt de klager de gelegenheid om de klacht mondeling toe te lichten. De klachtencommissie deelt aan de klager mede binnen welke termijn er een uitspraak zal worden gedaan. Deze uitspraak dient uiterlijk binnen tweeënhalve maand na ontvangst van de klacht bekend te worden gemaakt aan klager en aangeklaagde. De uitspraak wordt per brief naar de klager en de aangeklaagde apotheker gestuurd.

De klachtencommissie kan van mening zijn dat de klacht gegrond, gedeeltelijk gegrond of ongegrond is. Daarnaast kan de commissie aanbevelingen doen, over hoe de klacht opgelost kan worden, of in de toekomst kan worden voorkomen. De apotheker moet binnen een maand aan de klager laten weten of hij naar aanleiding van het oordeel van de klachtencommissie maatregelen zal nemen. En zo ja, welke. De apotheker is niet verplicht de uitspraak van de klachtencommissie te volgen.

De Klachtencommissie Openbare Apotheek bestaat uit een voorzitter (jurist) en twee leden: één namens patiënten (NPCF) en één namens apothekers (KNMP) en wordt bijgestaan door een ambtelijk secretaris. De redenen om een klacht over een apotheker in te dienen zijn zeer uiteenlopend van aard. Zo wordt er anno 2009 veel geklaagd over substitutie en het niet vergoeden van geneesmiddelen. De apotheker kan hier niets aan veranderen maar de klacht gaat vaak over de wijze waarop hiermee wordt omgegaan in het contact met de klant. Andere klachten gaan over het feit dat er niet op tijd geleverd kan worden, er sprake is geweest van onvoldoende medicatiebewaking, het niet of niet op tijd bezorgen van de medicatie, de openingstijden van de apotheek en de schending van de privacy.

De klagende patiënt kan niet voor alle klachten bij de klachtencommissie terecht. De klachtencommissie is bedoeld als laagdrempelige instantie. De klachtencommissie kan geen schadevergoeding toekennen en ook geen maatregel opleggen. Is er sprake van een zeer ernstige klacht en neemt de zorgaanbieder onvoldoende maatregelen, dan moet de klachtencommissie dit melden bij de Inspectie voor de Gezondheidszorg (IGZ).

3.6.3 De Klachtenrichtlijn gezondheidszorg

In december 2004 is een Klachtenrichtlijn gezondheidszorg opgesteld na de evaluatie van de Wet klachtrecht cliënten zorgsector (WKCZ). De richtlijn beschrijft hoe zorgaanbieders moeten omgaan met klachten van patiënten en hun naasten. De richtlijn bestaat uit een aantal aanbevelingen hoe de zorgaanbieder zou moeten handelen. Landelijke organisaties van zorgaanbieders en patiënten en cliënten in de zorg hebben toegezegd zich aan de klachtenrichtlijn te zullen houden. De Inspectie voor de Gezondheidszorg hanteert de richtlijn als kader voor het toezicht op de kwaliteit van de klachtenopvang en -behandeling van zorgaanbieders. De toepassing en verspreiding van de Klachtenrichtlijn gezondheidszorg is een verantwoordelijkheid van de zorgaanbieders zelf en hun organisaties. Op de website www.klachtenrichtlijn.nl is meer informatie te vinden over deze richtlijn. Ook staan hier voorbeelden van met name de grotere instellingen, zoals ziekenhuizen en verpleeg- en verzorgingshuizen.

3.6.4 De Inspectie voor de Gezondheidszorg

De inspectie behandelt in principe geen klachten. Wordt er een klacht door een patiënt ingediend dan wordt de klager doorverwezen naar een klachtencommissie. Patiënten kunnen echter wel melding maken van een calamiteit. Ook als de patiënt van mening is dat er iets structureel mis gaat bij een zorgaanbieder dan kan dit bij de inspectie worden gemeld. De inspectie stelt aan de hand van een melding een nader onderzoek in.

> Een vrouw meldt bij de inspectie dat haar moeder waarschijnlijk is overleden doordat de apotheek een verkeerd geneesmiddel heeft afgeleverd. De inspectie stelt een onderzoek in. Hierbij wordt al snel geconcludeerd dat de overledene datgene heeft gekregen wat de huisarts aan haar had voorgeschreven. Het blijkt dat mevrouw de geneesmiddelen nooit heeft ingenomen. De door de apotheek geleverde doosjes liggen allemaal netjes in de kast. Zowel apotheek als huisarts valt niets te verwijten.

Als er structureel iets mis gaat bij een zorgaanbieder kan hiervan melding worden gedaan bij de inspectie. De inspectie kan ook zelf naar aanleiding van individuele meldingen concluderen dat er veel dezelfde meldingen zijn over een zorgaanbieder.

> Regelmatig komen er meldingen binnen over het niet goed functioneren van een apotheek. Er worden vaak verkeerde geneesmiddelen afgeleverd. Op een gegeven moment komt er ook een melding van een van de medewerkers van deze apotheek. Ze meldt dat de apotheker het niet meer allemaal in de hand heeft. Er zijn privéproblemen en het personeel heeft een vermoeden dat de apotheker drugs gebruikt. De werkdruk bij het personeel is te hoog, er is te weinig personeel en men moet veel te veel uren achtereen werken. Er worden veel fouten gemaakt die vaak nog op tijd worden ontdekt, maar het personeel zit erop te wachten dat het een keer helemaal mis gaat.
> De inspectie stelt een onderzoek in. De apotheker ziet zelf in dat het zo niet langer kan. Hij stelt een waarnemer aan en neemt zelf een tijdje afstand van het werk in de apotheek. De waarnemer stelt orde op zaken en al snel gaat het beter. De patiënten merken de verandering aan de goede sfeer in de apotheek.

Degene die een melding doet bij de inspectie krijgt bericht of er naar aanleiding van de melding verder onderzoek wordt gedaan. Anonieme meldingen kunnen meestal niet onderzocht worden.

3.6.5 Het Regionaal Tuchtcollege

Het tuchtcollege is een onafhankelijke instantie die erop toeziet dat zorgverleners niet alleen de wet maar ook de eigen normen en richtlijnen handhaven. Het tuchtcollege behandelt klachten over de manier waarop artsen, tandartsen, verloskundigen, apothekers, verpleegkundigen, fysiotherapeuten, gezondheidszorgpsychologen en psychotherapeuten hun beroep uitoefenen. In het tuchtcollege zitten juristen en vertegenwoordigers van de beroepsgroep van de hulpverlener over wie geklaagd wordt. Bij een klacht over een apotheker zitten er drie apothekers in het college. De voorzitter van het college is altijd een jurist, net als de secretaris.

Een patiënt kan een klacht indienen bij een Regionaal Tuchtcollege als een apotheker een fout heeft gemaakt, vertrouwelijke gegevens aan anderen heeft gegeven of als de patiënt van mening is onvoldoende te zijn geïnformeerd door de apotheker. Het gaat hierbij in de eerste plaats niet om het belang van de individuele patiënt. Niet alleen de patiënt kan een klacht indienen bij het tuchtcollege maar ook een nabestaande van een overleden patiënt, of ouders van een minderjarig kind. Ook (hoofd)inspecteurs van de inspectie en het bestuur van een zorginstelling kunnen een tuchtklacht indienen over een zorgverlener. Beroepsbeoefenaren hebben het recht om als rechtstreeks belanghebbende een klacht in te dienen.

3.6.6 Centraal Tuchtcollege voor de Gezondheidszorg

Na een uitspraak van een Regionaal Tuchtcollege kunnen beide partijen in beroep gaan bij het Centraal Tuchtcollege voor de Gezondheidszorg. Dit college is net als een Regionaal Tuchtcollege samengesteld uit juristen en beroepsgenoten. Het is het hoogste orgaan dat oordeelt en uitspraken doet over klachten van individuele patiënten (of hun familieleden).

3.6.7 De civiele rechter

In het overeenkomstenrecht verplichten beide partijen zich om na te komen wat in de overeenkomst is afgesproken. Als een van de partijen de afspraak niet nakomt en dit ook niet meer mogelijk is, kan de andere partij schadevergoeding vorderen. In de geneeskundige behandelingsovereenkomst gaat dit niet op voor beide partijen. De patiënt moet medewerking verlenen en de rekening betalen, maar als de patiënt de aanwijzingen van de arts niet opvolgt en de medicijnen niet inneemt, kunnen de arts of apotheker hem hiertoe niet dwingen vanuit de overeenkomst. En de zorgverleners kunnen ook geen schadevergoeding eisen. Dit recht heeft de patiënt tot op zekere hoogte wel. De geneeskundige behandelingsovereenkomst houdt niet in dat de zorgverlener afspreekt dat de patiënt van zijn kwaal zal genezen en als dat niet het geval is dat hij hiervoor schadeloos gesteld zal worden. Als de zorgverlener zich echter niet houdt aan de wettelijke regels en beroepsnormen en de patiënt ondervindt hierdoor schade, dan kan er wel schadevergoeding worden gevorderd. Ook kan de patiënt schadevergoeding vorderen als de zorgverlener de rechten van de patiënt niet eerbiedigt.

De patiënt moet aantonen dat er een verband is tussen de schade en het handelen van de zorgverlener. Als een beroepsnorm niet is nageleefd, moet de zorgverlener bewijzen dat de schade ook opgetreden zou zijn als de norm wel opgevolgd was. Vooral bij een schending van patiëntenrechten is de schade vaak moeilijk vast te stellen. Een apotheker heeft bijvoorbeeld de privacy van een patiënt geschonden door een medicatiedossier, zonder toestemming van de patiënt, te overhandigen aan een fysiotherapeut. Is er dan sprake van schade en zo ja, hoe stelt men de omvang van die schade vast? Maar als dezelfde apotheker een dossier zonder toestemming overhandigt aan de werkgever van de patiënt waardoor de patiënt bijvoorbeeld ontslagen wordt, dan is er wel degelijk een duidelijke schade.

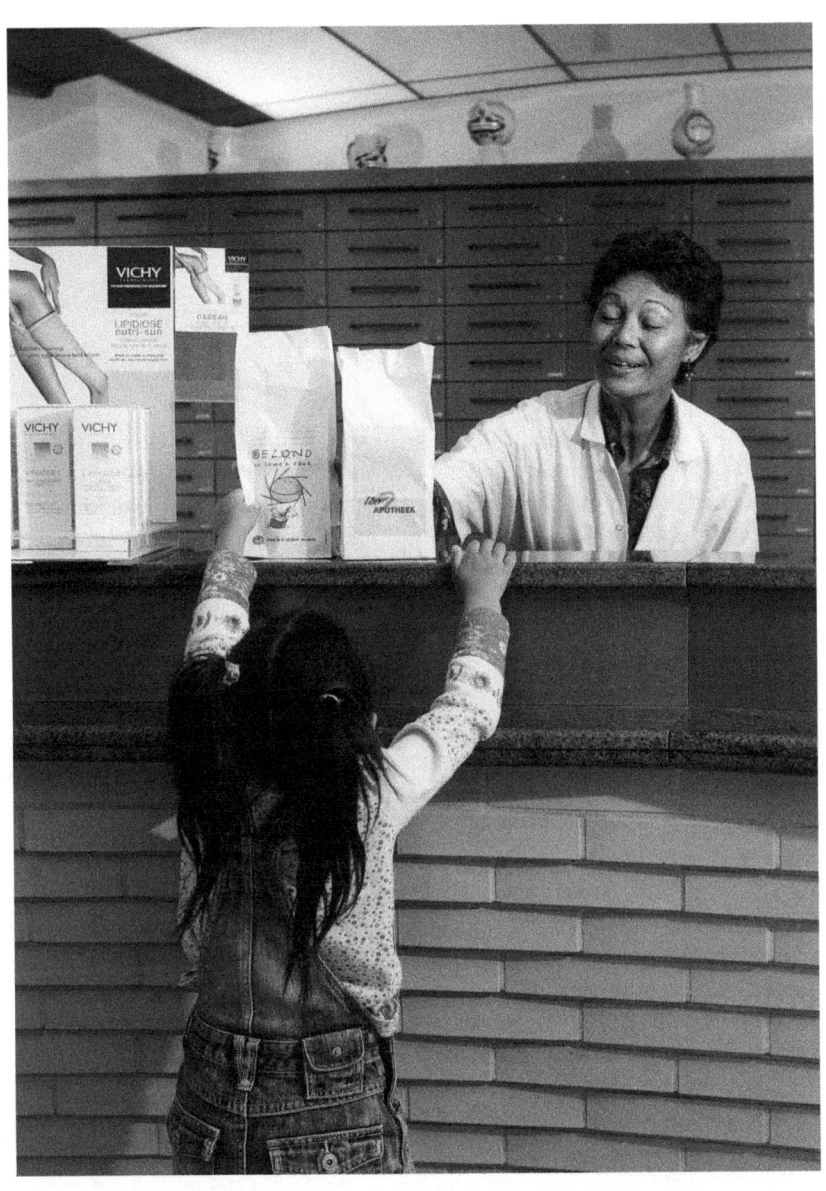

4 De minderjarige en wilsonbekwame patiënt

Naast de voor iedere patiënt geldende rechten zijn er in de WGBO een aantal speciale bepalingen opgenomen met betrekking tot de rechten van kinderen en volwassen wilsonbekwamen. Voor kinderen wordt er een verdeling gemaakt in drie verschillende leeftijdscategorieën. Kinderen jonger dan 12 jaar, kinderen van 12 tot 16 jaar en kinderen ouder dan 16 jaar. Kinderen hebben zelf ook rechten in de gezondheidszorg, maar bij de uitoefening van die rechten worden ze, afhankelijk van de leeftijd, vertegenwoordigd door de ouders of voogd.

4.1 Kinderen jonger dan 12 jaar

De ouders treden op als vertegenwoordiger van het kind dat jonger is dan 12 jaar. De ouders sluiten de behandelingsovereenkomst met de zorgverlener en verlenen toestemming voor een behandeling. De informatie wordt aan de ouders gegeven. Als het echter gaat om een ingrijpende behandeling, is het van belang dat ook het kind goed geïnformeerd wordt. Het kind wordt op het eigen niveau geïnformeerd. Deze informatie is niet bedoeld voor het verkrijgen van toestemming van het kind.

> Suzan van 7 komt met een recept voor haarzelf in de apotheek. Ze komt meestal met haar moeder, maar nu is ze alleen. De assistente vindt het vreemd dat dit middel is voorgeschreven. Voor kinderen is er een beter alternatief dat makkelijker is in te nemen. Ze vraagt aan Suzan waar haar moeder is. Die blijkt bij de supermarkt te zijn. De assistente zegt tegen Suzan dat ze haar moeder op moet halen. Als moeder in de apotheek is overlegt de assistente met haar of ze het voorgeschreven middel zal afleveren of dat de dokter gebeld moet worden voor het andere, kindvriendelijker middel. Er wordt gebeld met de dokter voor het alternatief. De assistente legt daarna aan moeder en Suzan uit hoe het geneesmiddel het beste kan worden ingenomen. Ze doet het even voor en vraagt aan Suzan of ze het begrijpt.

> Suzan vraagt om het nog een keer voor te doen, ze heeft er plezier in dat die mevrouw van de apotheek daar zo'n leuk geluid bij maakt.

In principe is er dus altijd toestemming van de ouders nodig. Maar als dit in het belang van het kind is, kan de zorgverlener tegen de wil van de ouders beslissen dat een kind wel behandeld wordt, een andere behandeling krijgt of dat een behandeling gestaakt wordt. In de apotheek zal het waarschijnlijk niet snel voorkomen dat de apotheek besluit om tegen de wil van de ouders iets aan een jong kind af te leveren. Het zijn toch ook meestal de ouders die met een recept naar de apotheek komen en niet het kind, zeker niet als het om een jong kind gaat. Als zij het er niet mee eens zijn dat het kind dit geneesmiddel krijgt dan wordt het recept niet bij de apotheek ingeleverd.

4.2 Kinderen van 12 tot 16 jaar

Bij kinderen tussen de 12 en 16 jaar hebben de ouders niet meer het alleenrecht van vertegenwoordiging. Bij het starten van een behandeling moet er ook toestemming zijn van het kind. In deze leeftijdscategorie is er dus in principe sprake van dubbele toestemming. De ouders en het kind moeten beiden toestemming geven. Meestal komt het erop neer dat er sprake is van stilzwijgende toestemming van beiden.

Naast de ouders heeft ook het kind recht om geïnformeerd te worden over de behandeling. Daarbij is het van belang dat de zorgverlener het zodanig uitlegt dat het kind het kan begrijpen. Voor bepaalde geneesmiddelen kan het bijvoorbeeld van belang zijn dat de gebruiksinstructie niet alleen aan de ouders wordt gegeven, maar dat dit wordt besproken in het bijzijn van het kind zelf. Als een kind bijvoorbeeld een inhalator moet gebruiken is het wel handig om hiermee te oefenen. Ook kan het van belang zijn dat het kind zelf hoort dat bepaalde voedingsmiddelen niet samengaan met de medicijnen die hij krijgt, of dat hij slaperig kan worden van het geneesmiddel. Een kind dat bijvoorbeeld in een proefwerkweek medicijnen moet slikken waar je suf van wordt kan hier rekening mee houden en op school overleggen wat te doen. Het kan ook een reden zijn om het medicijngebruik even een week uit te stellen. Het kind kan met de apotheker overleggen of dit mogelijk is of niet.

Net als bij het jongere patiëntje kan het ook in deze leeftijdscategorie voorkomen dat er behandeld wordt zonder toestemming van de ouders. Bij kinderen vanaf 12 jaar zal dit vaker voorkomen dan bij jongere kinderen. Een kind van boven de 12 jaar kan meestal goed voor de eigen belangen opkomen en is in staat om de eigen beslissingen te kunnen overzien. Daarnaast heeft het kind ook recht op bescherming van de privacy (persoonlijke levenssfeer). Dit kan een reden zijn om de ouders niet in te lichten over de behandeling.

> Een meisje van 14 jaar komt in de apotheek met een recept voor de pil. Ze geeft zelf aan dat haar ouders hier niet van op de hoogte zijn en dat ze niet wil dat de ouders er via de apotheek van in kennis worden gesteld. De apothekersassistente deelt haar mede dat de kosten van het middel niet gedeclareerd kunnen worden bij de verzekering van haar ouders. Haar ouders zouden anders via de verzekering te horen krijgen dat hun dochter de pil gebruikt. Ze zal dus de rekening zelf moeten betalen. Het meisje heeft geen geld bij zich, maar zegt dat ze de volgende dag de rekening zal komen betalen. De assistente geeft de pil voor 3 maanden mee en een kopie van de rekening.
>
> Een maand later is de rekening nog steeds niet betaald. Het meisje is ook niet meer in de apotheek gezien. De apotheker besluit dat de rekening nu maar naar de ouders gestuurd moet worden. Nog geen dag later staat er een boos meisje in de apotheek en hangt er een boze moeder aan de telefoon. Het meisje is kwaad dat de rekening naar haar ouders is gestuurd. De apotheek heeft haar recht op privacy geschonden. De moeder is kwaad dat de apotheek de pil heeft afgeleverd aan haar dochter en verbiedt de apotheek om deze nog vaker af te leveren.

Het meisje in de casus had duidelijk aangegeven dat haar ouders niet ingelicht mochten worden. De apotheek had deze wens moeten respecteren. Ze heeft gelijk dat de apotheek haar recht op privacy heeft geschonden. De apotheek heeft haar niet de mogelijkheid geboden om zelf de rekening alsnog te betalen. Er is geen moeite gedaan om contact met haar op te nemen.

De moeder kan de apotheek niet verbieden om de pil aan haar dochter af te leveren. Het gaat hier om het belang van het kind waarbij er tevens sprake is van het afwenden van een aanmerkelijk nadeel voor het kind. Het nadeel is een ongewenste zwangerschap op deze jonge leeftijd. Het kind mag hier zelf over beslissen en heeft de toestemming van haar moeder niet nodig.

> Een jongen van 13 jaar is ernstig ziek. Hij krijgt diverse geneesmiddelen waaronder zware pijnstillers. Zijn moeder komt altijd in de apotheek om de geneesmiddelen op te halen. De jongen belt naar de apotheek en vraagt of hij zijn dossier bij de apotheek kan inzien zonder dat zijn moeder erbij is.

De jongen heeft het recht op inzage in zijn eigen dossier zonder dat zijn moeder er bij aanwezig is. Het is zelfs zo dat de 13-jarige zoon hierbij toestemming moet geven. Zijn moeder mag zonder toestemming van haar zoon het dossier niet inzien.

> Els van 15 jaar vraagt in de apotheek of ze de gegevens over de aan haar afgeleverde geneesmiddelen van het afgelopen jaar uit het dossier willen verwijderen. Ze wil niet dat deze gegevens haar de rest van haar leven blijven achtervolgen. Haar ouders zijn voor een paar weken in het buitenland en ze maakt van deze gelegenheid gebruik om dit nu zonder hen te regelen.

Els heeft het zelfstandige recht om te verzoeken dat haar gegevens vernietigd worden. Ze heeft hier geen toestemming van haar ouders voor nodig. De apotheker moet haar er wel op wijzen wat het gevaar is van een 'leeg dossier'. Hierbij moet ook worden ingeschat of haar verzoek weldoordacht is. Maar eigenlijk geldt dit ook als een volwassene vraagt het dossier te vernietigen. Kinderen hebben vanaf 12 jaar dus een zelfstandig recht op inzage, vernietiging en aanvulling. Voor het geven van toestemming voor een behandeling is ook de toestemming van de ouders nodig.

4.3 Kinderen van 16 jaar en ouder

Kinderen ouder dan 16 jaar hebben het recht om zelfstandig een behandelingsovereenkomst aan te gaan. Dit wijkt af ten opzichte van het gewone overeenkomstenrecht. Voor het afsluiten van een gewone overeenkomst moet je 18 jaar zijn. Een jongere heeft officieel tot 18 jaar altijd de toestemming van de ouders nodig om bijvoorbeeld een computer te kopen of om een arbeidsovereenkomst aan te gaan. Een kind vanaf 16 jaar kan helemaal zelfstandig naar een arts en vragen om een behandeling. En bij de apotheek is dit hetzelfde. Met de zelfstandige bevoegdheid om een behandelingsovereenkomst af te sluiten heeft het kind ook recht op bescherming van de persoonlijke levenssfeer. Bij patiënten van 16 jaar en ouder krijgen derden slechts informatie na toestemming van de patiënt. Ten aanzien van de ouders wordt er geen uitzondering gemaakt, ze worden beschouwd als iedere andere derde.

> Een moeder komt met een doos tabletten naar de apotheek met de vraag of men wil zeggen wat dit kan zijn. Ze heeft de tabletten op de kamer van haar 17-jarige zoon gevonden, ze vermoedt dat het om drugs gaat. De assistente ziet direct dat het om een antibioticum gaat. Ze stelt de moeder gerust met de mededeling: "Niets aan de hand mevrouw, het is een penicillinekuur." De moeder vindt dit wel heel erg vreemd. Haar zoon is helemaal niet ziek, hij gaat gewoon naar school en de voetbalclub. Wat zou er aan de hand zijn? Ze is dus eigenlijk helemaal niet gerustgesteld door de assistente. Als de moeder weg is realiseert de assistente zich dat dit antibioticum vaak gegeven wordt bij een SOA.

De assistente in de casus had de moeder niet mogen mededelen wat voor geneesmiddel er in het doosje zit. Een antibioticum kan onschuldig lijken, maar de zoon heeft wel een reden om iets voor zijn moeder te verzwijgen. Dit moet gerespecteerd worden. De jongen is ouder dan 16 jaar en de assistente mag niet zomaar zonder zijn toestemming inlichtingen geven over zijn medicijnen, ook niet aan zijn ouders.

4.4 De wilsonbekwame patiënt

Een klein kind is wilsonbekwaam. Een ouder kind is voor de wet ook wilsonbekwaam. Maar als het kind in staat is tot een redelijke waardering van de eigen belangen zeggen we dat het wilsbekwaam is. Vanaf 16 jaar wordt een kind geacht wilsbekwaam te zijn. Maar niet iedereen van boven de 16 jaar is in staat tot een redelijke waardering van de eigen belangen. Een patiënt die de informatie over zijn ziekte niet begrijpt, zelf geen besluit kan nemen over de behandeling of de gevolgen ervan niet kan overzien, is wilsonbekwaam. Wilsonbekwaamheid kan tijdelijk zijn of blijvend. Een arts kan beoordelen of iemand wilsbekwaam is of niet. Een patiënt is wilsbekwaam totdat het tegendeel blijkt. Als de patiënt wilsonbekwaam is dan geeft een vertegenwoordiger toestemming voor de behandeling. Er zijn verschillende soorten vertegenwoordigers en in de WGBO is hier een volgorde in aangebracht. Deze volgorde is als volgt:
- de (door de rechter benoemde) curator of mentor
- de schriftelijk gemachtigde
- de echtgenoot, geregistreerde partner of andere levensgezel van de patiënt
- een ouder, kind, broer of zus van de patiënt

Een curator of mentor wordt door een rechter benoemd en is de officiële wettelijke vertegenwoordiger. Een curator of mentor wordt aangesteld voor personen die niet goed voor zichzelf kunnen zorgen, zoals verstandelijk gehandicapten, verslaafden of demente bejaarden. De schriftelijk gemachtigde is iemand die door de patiënt, op het moment dat deze nog wilsbekwaam was, is gemachtigd om in geval van wilsonbekwaamheid namens hem op te treden. Is er geen curator of mentor en ontbreekt eveneens een schriftelijk gemachtigde dan kan de echtgenoot of partner als vertegenwoordiger optreden. En ontbreekt ook deze dan kunnen ouders, kinderen, broers of zusters van de patiënt de rol van vertegenwoordiger op zich nemen. Wanneer binnen dezelfde rangorde meerdere personen in aanmerking komen om als vertegenwoordiger op te treden, dan vraagt de hulpverlener allereerst deze personen om zelf één persoon uit hun midden aan te wijzen als vertegenwoordiger van de patiënt. Als zij hierover onderling van mening verschillen wijst de hulpverlener één van hen, die naar zijn mening het beste de belangen van de patiënt kan behartigen, als vertegenwoordiger aan. Maar als de patiënt niet wil dat een bepaalde persoon hem of haar vertegenwoordigt, dan is die persoon geen vertegenwoordiger.

Tabel 1	Schema rechten minderjarige patiënt		
	< 12 jaar	12 - 16 jaar	> 16 jaar
informatie	ouders	kind en ouders	patiënt zelf
	kind op eigen niveau		
toestemming voor de behandeling	ouders	kind en ouders	patiënt zelf
	het kind zonder ouders als dit in het belang is van een goede hulpverlening	het kind zonder ouders indien behandeling ernstig nadeel voorkomt	
inzage dossier	ouders	kind	patiënt zelf
	het kind met toestemming ouders	ouders met toestemming kind	derden met toestemming patiënt
	het kind zonder toestemming ouders als dit in het belang is van een goede hulpverlening		
verzoek tot aanvulling	ouders	kind	patiënt zelf
	het kind met toestemming ouders	ouders met toestemming kind	
	het kind zonder toestemming ouders als dit in het belang is van een goede hulpverlening		

verzoek tot wijziging	ouders	kind	patiënt zelf
	het kind met toestemming ouders	ouders met toestemming kind	
	het kind zonder toestemming ouders als dit in het belang is van een goede hulpverlening		
verzoek tot vernietiging	ouders	het kind	patiënt zelf
	het kind met toestemming van de ouders	ouders met toestemming kind	
	het kind zonder toestemming ouders als dit in het belang is van een goede hulpverlening		

Jurisprudentie

Meneer G. werd een aantal jaren in een verpleeghuis behandeld door een verpleeghuisarts. Meneer was niet meer in staat tot een redelijke waardering van zijn belangen. De zoon van meneer G. trad op als contactpersoon. De arts besprak met deze zoon de behandeling van zijn vader. De arts kwam de informatieverplichtingen na jegens deze zoon. Op een dag verzocht een dochter van meneer G. de arts haar te informeren over de gezondheidstoestand van haar vader en haar een medische verklaring te verstrekken. De arts weigerde dit. Hij kende de dochter niet, ze had vóór het verzoek nooit contact met de arts gehad.

De medische verklaring waar de dochter om vroeg, was ten behoeve van een geschil met financiële consequenties waarbij tevens haar broer en vader partij waren. De arts kon mede daardoor niet uitgaan van de veronderstelde toestemming van zijn patiënt. Hij heeft terecht geweigerd om de verklaring af te geven aan de dochter. De arts heeft naar het oordeel van het college voorzichtig, correct, met inachtneming van de geldende regelgeving en in het belang van zijn patiënt gehandeld.

Bron: Regionaal Tuchtcollege Eindhoven, 11 oktober 2006.

Als een meerderjarige patiënt niet in staat kan worden geacht tot een redelijke waardering van zijn belangen dan kunnen de informatieverplichtingen door de hulpverlener worden nagekomen tegenover een kind van de patiënt. Als er meer kinderen zijn, bepaalt de hulpverlener tegenover wie hij de verplichtingen nakomt. De nakoming geschiedt ten aanzien van één persoon.

Met betrekking tot de geneeskundige behandelingsovereenkomst neemt de meerderjarige wilsonbekwame patiënt een aparte positie in. In de apotheek speelt de wilsonbekwaamheid van een meerderjarige patiënt meestal niet zo'n grote rol. Dit staat ook aangegeven in de Memorie van Toelichting bij het voorstel tot wijziging van de WGBO. Het is in de apotheek gebruikelijk dat anderen dan de patiënt zelf geneesmiddelen op komen halen in de apotheek. Hierbij wordt eigenlijk nooit gevraagd of de patiënt wilsbekwaam is of niet en of men te doen heeft met een wettelijk vertegenwoordiger. Bij het geven van informatie en het verkrijgen van toestemming moet men zich toch afvragen wie de ophaler is. Welke relatie is er met de patiënt, kan de patiënt zelf toestemming geven of niet? Als de ophaler beweert dat de patiënt zelf niet wilsbekwaam is, kan men hier dan op vertrouwen? Niet iedere bejaarde is dement en niet meer in staat om zijn eigen belangen te behartigen. En iemand die wegens ziekte tijdelijk niet wilsbekwaam is geweest kan op het moment dat de ophaler aan de balie staat misschien al weer heel goed voor de eigen belangen opkomen.

Meneer de Hoop belt met een klacht naar de apotheek. Hij heeft een paar weken in het ziekenhuis gelegen maar is nu weer thuis. Hij moet nog wel in bed blijven na zijn heupoperatie, maar verder gaat het goed met hem. Hij heeft zijn buurvrouw gevraagd om voor hem naar de apotheek te gaan nu hij dat zelf niet kan. De buurvrouw werd echter teruggestuurd door de apotheek. De apotheek kon haar niet beschouwen als wettelijk vertegenwoordiger van meneer. Omdat zoon de Hoop ook patiënt is in de apotheek hadden ze de medicijnen aan de zoon meegegeven, die toevallig diezelfde dag in de apotheek kwam. Ze hadden zelfs met de zoon overlegd dat meneer een bepaald geneesmiddel zelf wel kon betalen. Meneer wil echter niets meer met zijn zoon te maken hebben, hij wordt veel te veel door hem betutteld. Meneer vindt dat hij zijn zaakjes nog heel goed zelf kan regelen ook al is hij de 80 al gepasseerd.

De buurvrouw kan en mag meneer de Hoop vertegenwoordigen. Hij heeft daar zelf toestemming voor gegeven. Voor de apotheek zou het wel zo handig zijn geweest wanneer meneer dit even op een papiertje had geschreven en aan de buurvrouw had meegegeven. De apotheek had dit echter ook na kunnen vragen bij meneer zelf. Er mag niet zomaar worden aangenomen dat kinderen en ouders goed met elkaar overweg kunnen en dat ze elkaar kunnen vertegenwoordigen.

> Mevrouw van de Pol heeft een tijd in een psychiatrische instelling gezeten. Ze is nu weer thuis maar gebruikt nog wel veel medicatie. Haar dochter belt de apotheek dat ze niets aan haar moeder mee mogen geven. De volgende dag komt de dochter in de apotheek en overlegt met de assistente dat ze de geneesmiddelen voor haar moeder per week krijgt afgeleverd. Zo heeft moeder niet te veel middelen in huis. Ze spreken ook af dat ze haar moeder de volgende week meeneemt naar de apotheek. De assistente zal dan ook met mevrouw zelf bespreken hoe ze haar medicijnen het beste in kan nemen en waar ze op moet letten.

Mevrouw van de Pol is tijdelijk wilsonbekwaam. Haar dochter kan haar vertegenwoordigen. Mevrouw heeft echter het recht om zelf geïnformeerd te worden over haar behandeling. Daarom komt ze mee naar de apotheek, zodat ze de informatie ook zelf krijgt en zelf vragen kan stellen.

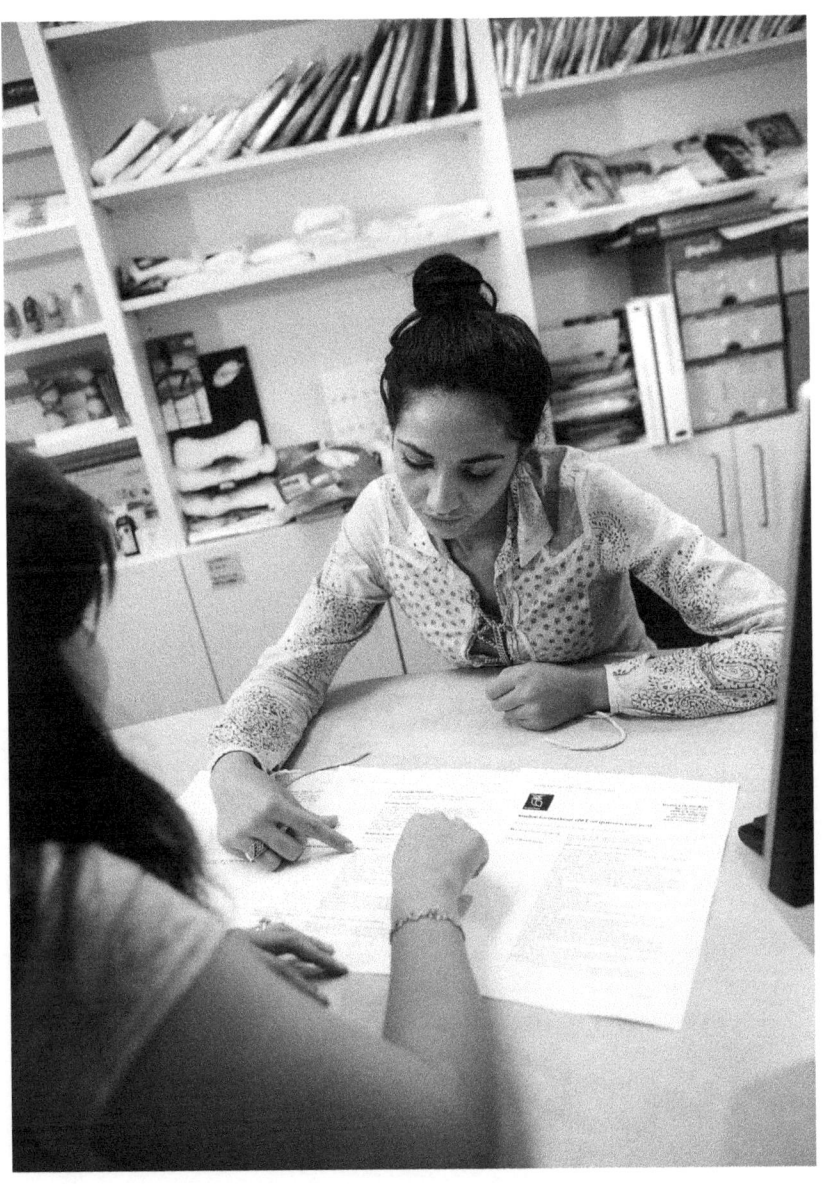

5 De verplichtingen van de patiënt

In de WGBO staan niet alleen rechten van de patiënt maar ook twee verplichtingen. De patiënt is verplicht de hulpverlener naar beste weten inlichtingen te geven en mee te werken aan de eigen behandeling. Verder is de patiënt verplicht de kosten van de behandeling te betalen.

5.1 Informatieplicht van de patiënt

Apotheker: "Ik ben een artikel van de gezondheidsgids van de consumentenbond aan het doorlezen. Daar staat in dat de patiënt volgens de WGBO verplicht is om hulpverleners accuraat te informeren. Klopt dit wel? Het is wel in zijn eigen belang, maar het lijkt me in strijd met het recht op privacy."

Het klopt inderdaad dat de patiënt de apotheker inlichtingen moet verstrekken over alles wat van belang kan zijn in het kader van de behandeling. In de apotheek is dat dus alles wat van belang kan zijn in verband met de medicijnen die de patiënt gebruikt en voorgeschreven krijgt. Het prijsgeven van deze informatie is in het belang van de patiënt en is geen schending van zijn privacy. Als een patiënt bepaalde zaken liever niet aan de apotheker vertelt zou dit zelfs gevaar op kunnen leveren voor zijn eigen veiligheid.

> **Allergie niet gemeld**
>
> Een patiënte heeft een allergie voor amoxicilline. De huisarts is hiervan op de hoogte maar de apotheek niet. De patiënte krijgt vanwege een kaakontsteking amoxicilline voorgeschreven door de tandarts. De apotheek levert de amoxicilline af en patiënte zit twee dagen later helemaal onder de rode vlekken en is vreselijk benauwd. Als ze aan de apotheek had gemeld dat ze deze allergische reactie al eens eerder had gehad, had de apotheek ervoor kunnen zorgen dat ze een ander antibioticum had gekregen.

In de meeste gevallen kunnen we er van uit gaan dat patiënten zich er niet van bewust zijn welke informatie van belang kan zijn voor de apotheek. De apotheker en de assistentes hebben hierbij een actieve rol en moeten de patiënt vragen naar relevante zaken. Een eerste vraag is of de patiënt wellicht andere geneesmiddelen gebruikt, zoals bijvoorbeeld geneesmiddelen die bij een drogist gekocht worden. Ook kan de patiënt geneesmiddelen in een andere apotheek gehaald hebben. De apotheek moet controleren of er interacties zijn met het voorgeschreven geneesmiddel en of afleveren van het geneesmiddel wel verantwoord is. Verder is het van belang dat de patiënt de apotheek informeert over allergie, zwangerschap enzovoort. Als de patiënt zelf onvoldoende informatie kan geven dan dient de apotheker te vragen of er informatie opgevraagd kan worden bij de voorschrijvend arts, of de huisarts als dit niet de voorschrijver is.

Het kan de patiënt niet verweten worden dat hij uit zichzelf niets meldt over ander geneesmiddelengebruik, terwijl dit wel relevant is voor het geneesmiddel dat hij op recept verkrijgt bij deze apotheek. Slechts indien de patiënt aantoonbaar en welbewust relevante informatie achterhoudt, kan de zorgverlener zich hierop beroepen indien de zorgverlening door het ontbreken van de informatie niet optimaal is verlopen.

5.2 De betalingsverplichting

De verplichting om de kosten van de behandeling te betalen is een contractuele verplichting waar de apotheker de patiënt aan kan houden. Beide partijen kunnen vorderen dat de ander de verplichtingen uit de overeenkomst nakomt. Voor de patiënt is dit de verplichting om de kosten van de aan hem geleverde geneesmiddelen te betalen. De apotheker heeft de verplichting om goede zorg te geven. Verder heeft de apotheker ook de 'tastbare' verplichting om het geneesmiddel te leveren. Wordt er geen geneesmiddel geleverd, dan hoeft de patiënt niet te betalen. Krijgt de patiënt een verkeerd geneesmiddel, dan is hiervoor ook geen betalingsverplichting.

Krijgt de patiënt een geneesmiddel dat niet blijkt te werken (het product voldoet niet aan de verwachtingen) dan ontslaat hem dit niet van de betalingsverplichting. Evenals bij de behandeling door een arts kan de apotheker niet garanderen dat het geneesmiddel daadwerkelijk het effect heeft dat ermee wordt beoogd.

Veel geneesmiddelen worden vergoed door de zorgverzekering. De feitelijke verplichting om te betalen ligt echter bij de patiënt. Voor sommige geneesmiddelen moet er een machtiging worden afgegeven voordat de verzekering de kosten hiervan vergoedt. De apotheek zal de aanvragen voor de machtiging afhandelen. Wordt de machtiging afgewezen dan is de patiënt alsnog verplicht om zelf te betalen. Dit moet duidelijk aan de patiënt verteld worden. Het feit dat er geen machtiging wordt afgegeven met als gevolg dat de verzekering niets vergoedt, is niet aan de apotheker te wijten. De apotheker moet duidelijk aan de patiënt uitleggen dat er een kans is dat er geen machtiging wordt gegeven en de patiënt de geneesmiddelen zelf zal moeten betalen. Als een apotheker de patiënt echter toezegt dat er wel een machtiging zal komen en dit blijkt later niet zo te zijn, dan kan de apotheker niet alsnog de betaling vorderen bij de patiënt.

Het komt nog wel eens voor dat patiënten dure geneesmiddelen krijgen voorgeschreven die ze zelf moeten betalen. Als het een eerste keer is, dan heeft menig apotheek er begrip voor dat de patiënt niet direct rekening heeft gehouden met de kosten en hij niet genoeg geld bij zich heeft. De apotheek stuurt de rekening op of de patiënt belooft het bedrag binnenkort contant te komen betalen. En dan blijft betaling nog wel eens achterwege. De apotheker stuurt dan aanmaningen en blijft de patiënt in gebreke dan kan er desnoods een incassobureau ingeschakeld worden om de rekening betaald te krijgen.

Het niet betalen van de rekening kan uiteindelijk voor de apotheker een reden zijn om de overeenkomst met de patiënt te willen beëindigen. Dit is een probleem indien het wel om noodzakelijke zorg gaat. Er zijn hier en daar wel wat 'potjes' om dit soort kosten uit te betalen, maar menig apotheker zit desondanks met onbetaalde rekeningen.

5.3 Verplichting om mee te werken aan de eigen behandeling

Er wordt vaak gedacht dat de patiënt, naast de verplichting om de zorgverlener voldoende inlichtingen te geven, ook een afdwingbare verplichting heeft om mee te werken aan de eigen behandeling. Dit is echter niet vastgelegd in de wet. De zorgverlener kan de patiënt niet verplichten om de adviezen op te volgen. Als een patiënt niet wil dan houdt het in principe op. De apotheker kan de patiënt niet dwingen om de aan hem afgeleverde geneesmiddelen in te nemen.

Van de patiënt wordt verwacht dat hij de geneesmiddelen gebruikt zoals is voorgeschreven door de arts en zoals op het apotheeketiket is vermeld. Niet iedere patiënt volgt echter de gebruiksaanwijzingen strikt op. In de apotheekcomputer is te volgen of een patiënt meer of minder gebruikt dan voorgeschreven omdat de patiënt te vroeg of te laat met een herhalingsrecept komt. Als het van belang is voor de behandeling van de patiënt kan de apotheek na geconstateerd afwijkend gebruik, en nadat hierover contact is geweest met de patiënt, contact opnemen met de voorschrijver. In overleg met de voorschrijver kan er bijvoorbeeld een middel worden voorgeschreven dat de patiënt makkelijker in kan nemen. De patiënt kan echter niet gedwongen worden om de geneesmiddelen in te nemen volgens het door de arts voorgeschreven gebruik. De patiënt heeft een zelfbeschikkingsrecht en mag hier zelf over beslissen. Dat een patiënt therapieontrouw is wil nog niet zeggen dat daarmee de behandelingsovereenkomst beëindigd kan worden. De apotheker moet zorg blijven verlenen.

De Raad voor de Volksgezondheid en Zorg (RVZ) heeft in 2007 een signalement uitgebracht waarin de plichten en verantwoordelijkheden van de patiënt onder de aandacht worden gebracht. Men noemt dit 'goed patiëntschap'[1]. Dit houdt in dat de patiënt zich moet houden aan algemeen geldende omgangsvormen, moet meewerken aan de eigen behandeling en de betalingsverplichting moet nakomen. In maart 2009 heeft het NIVEL een onderzoek gepubliceerd waaruit blijkt dat de meeste patiënten zich bewust zijn van deze plichten.[2]

---

[1] RVZ. Goed patiëntschap: meer verantwoordelijkheid voor de patiënt. *Den Haag: RVZ, 2007.*

[2] Vermaat MJP, & de Jong, JD. Hoe kijken patiënten zelf aan tegen hun plichten en verantwoordelijkheden ten opzichte van de hulpverlener? *Utrecht: NIVEL, 2009.*

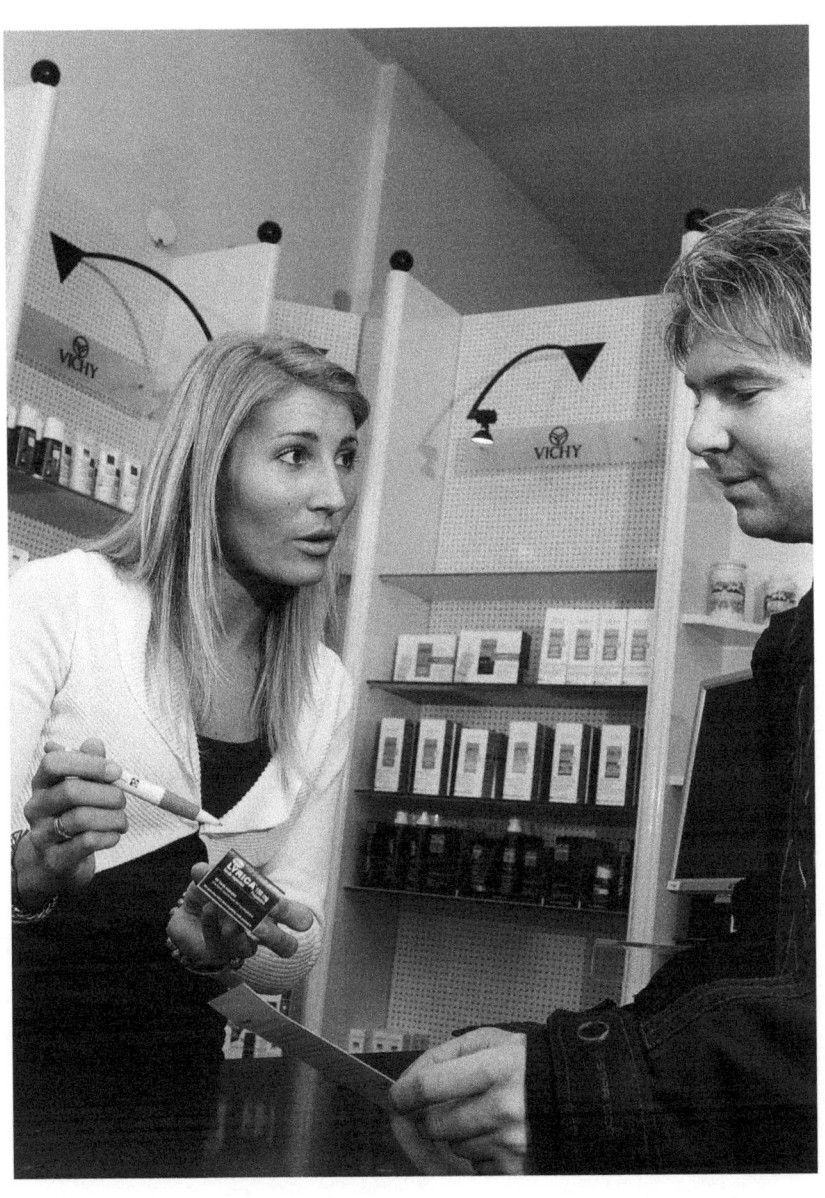

6 De behandelingsovereenkomst

De behandelingsovereenkomst wordt volgens de WGBO afgesloten tussen de hulpverlener en de hulpvrager. De hulpverlener is een natuurlijk persoon (de beroepsbeoefenaar) of een rechtspersoon (de zorginstelling) die zorg verleent of zorg aanbiedt. De hulpvrager kennen we beter onder de naam patiënt.

De behandelingsovereenkomst is een overeenkomst tussen partijen voor een geneeskundige behandeling. Met geneeskundige behandeling wordt bedoeld: alle verrichtingen, waaronder onderzoeken en advies, die rechtstreeks betrekking hebben op een persoon en als doel hebben deze persoon te genezen, hem voor een ziekte te behoeden of zijn gezondheidstoestand te beoordelen. Verder vallen de zogenaamde aanpalende handelingen ook onder het begrip behandeling. Aanpalende handelingen zijn handelingen die zelf niet geneeskundig zijn, maar wel noodzakelijk om een geneeskundige behandeling uit te voeren. De handelingen die de apotheker verricht vallen hieronder.

In de voorgaande hoofdstukken zijn al veel bepalingen van de WGBO besproken. In dit hoofdstuk wordt nader ingegaan op de overeenkomst, de verschillende partijen die de overeenkomst met elkaar aangaan, de duur van de overeenkomst en de mogelijkheid om de overeenkomst te beëindigen.

6.1 De overeenkomst

> Een patiënt geeft een recept af bij de balie van de apotheek. De assistente vraagt aanvullende gegevens, informeert de patiënt over het geneesmiddel en maakt het geneesmiddel klaar. De patiënt krijgt bij het overhandigen van het doosje nog wat aanwijzingen en de assistente geeft schriftelijke informatie mee. Met wie heeft de patiënt een overeenkomst afgesloten?

De patiënt in de casus heeft een overeenkomst met de apotheker, want dit is volgens de WGBO de hulpverlener. De assistente sluit de overeenkomst namens de apotheker af. De patiënt die voor zijn behandeling geneesmiddelen krijgt voorgeschreven heeft tenminste twee behandelingsovereenkomsten: één met de arts en één met de apotheker. Daar kunnen nog andere overeenkomsten bijkomen. Als de patiënt in het kader van dezelfde behandeling bijvoorbeeld hulp krijgt van een thuiszorginstelling en een behandeling van een fysiotherapeut dan worden hier ook overeenkomsten mee afgesloten. De patiënt heeft dan vier verschillende overeenkomsten voor de genezing van zijn ziekte.

6.1.1 Hoe komt de overeenkomst tot stand?

De behandelingsovereenkomst komt tot stand nadat de patiënt voldoende is geïnformeerd over de behandeling, de risico's, de alternatieven, de verwachte bijwerkingen en eventuele complicaties en het te verwachten verloop van de behandeling. Aan de hand van deze informatie kan de patiënt besluiten deze behandeling aan te gaan. De patiënt geeft toestemming voor de behandeling en daarmee is er een overeenkomst tot stand gekomen. In de apotheek komt deze overeenkomst tot stand nadat de patiënt voldoende is geïnformeerd en het geneesmiddel heeft geaccepteerd.

> Een patiënt komt met een recept aan de balie van de apotheek. De assistente controleert naam en adres van de patiënt en maakt het geneesmiddel klaar. Bij het overhandigen van het doosje hoort de patiënt dat het geneesmiddel een uur voor het ontbijt ingenomen moet worden. De patiënt vindt dit wel erg lastig, want nog een uur eerder opstaan is geen optie. De patiënt wil het geneesmiddel niet hebben. De assistente zegt dat de patiënt een overeenkomst heeft met de apotheek en verplicht is om het geneesmiddel te aanvaarden. Hij heeft toch het recept zelf afgegeven?

Als een patiënt met een recept in de apotheek komt is er nog niet direct een overeenkomst tussen apotheek en patiënt. De patiënt moet eerst voldoende geïnformeerd worden over het voorgeschreven geneesmiddel, het gebruik en eventuele te verwachten bijwerkingen. Als de patiënt de apotheek voor de eerste keer bezoekt kan de apotheek in een intakegesprek de patiënt vertellen wat hij van de apotheek mag verwachten, hoe de apotheker het geneesmiddelengebruik van de patiënt bewaakt en hoe er wordt omgegaan met de privacy van de patiënt. De informatie over de serviceverlening van de apotheek kan voor de patiënt reden zijn om geen overeenkomst met deze apotheek te willen aangaan.

> Een patiënt komt voor de eerste keer in apotheek X. De assistente vertelt meneer welke service ze bieden. Ze wijst meneer erop dat de apotheek niet aan bezorgen doet. Als mensen niet zelf naar de apotheek kunnen komen moeten ze maar iemand anders sturen. Het bezorgen is te duur geworden.

> Verder moeten herhalingsrecepten vóór 12 uur 's middags ingeleverd worden. De geneesmiddelen kunnen dan de volgende dag opgehaald worden. De herhalingsrecepten die op vrijdag worden ingeleverd kunnen op maandag gehaald worden. In de avond, nacht en het weekend is de apotheek gesloten en moeten patiënten naar een andere apotheek.

Het feit dat deze apotheek wel erg weinig service biedt en strenge regels heeft voor de herhalingsrecepten is voor de patiënt uit de casus een reden om zijn recept hier niet in te leveren. De patiënt gaat geen overeenkomst aan met deze apotheek en is dat ook niet verplicht. Als de assistente al een recept van meneer heeft aangepakt moet ze dat teruggeven zodat hij hiermee naar een andere apotheek kan gaan.

6.1.2 Eenmalige en doorlopende overeenkomst

In de WGBO wordt niet uitgegaan van een vaste relatie tussen de hulpverlener en de hulpvrager. Bij de behandeling door een arts is het echter veelal wel gebruikelijk dat men onder behandeling is van één en dezelfde arts en per bezoek niet steeds wisselt van arts. Patiënten zijn vast ingeschreven bij een 'eigen' huisarts. Voor de apotheek kennen we geen vaste inschrijving. Dit betekent dat de patiënt indien gewenst telkens bij een andere apotheek aan kan kloppen met een recept. Voor de continuïteit en kwaliteit van de door de apotheek te leveren zorg is het echter aan te bevelen om de geneesmiddelen zoveel mogelijk bij één apotheek te halen. Er is sprake van een stilzwijgende verlenging van de overeenkomst, telkens wanneer de patiënt met een recept naar dezelfde apotheek komt. Alhoewel de meerderheid van de patiënten trouw zijn aan hun vaste apotheek komt het ook voor dat patiënten hun geneesmiddelen halen bij verschillende apotheken. De patiënt sluit dan met iedere apotheek een aparte overeenkomst. Een patiënt die eenmalig in een apotheek komt met een recept, heeft alleen voor de op dit recept voorgeschreven geneesmiddelen een overeenkomst met die apotheek. Deze situatie is in ieder geval aan de orde bij een aflevering door de dienstapotheek.

6.2 Het weigeren om een overeenkomst aan te gaan

Een apotheker is niet verplicht om met iedereen die een recept aanbiedt een overeenkomst aan te gaan. Een apotheker kan weigeren een voorgeschreven geneesmiddel aan een patiënt af te leveren. Er is geen afleverplicht. Als een apotheker van mening is dat afleveren niet verantwoord is dan móet er zelfs geweigerd worden om af te leveren.

Wordt er geen geneesmiddel afgeleverd dan komt dit in principe neer op het weigeren om een overeenkomst aan te gaan met de patiënt. Maar in de weigering van de apotheker zit een conflict met een andere verplichting, de hulpverlenersplicht of zorgplicht. Indien er sprake is van een dringend noodzakelijke behandeling dan mag de apotheker niet weigeren om een geneesmiddel af te leveren aan de patiënt. De apotheker moet er voor zorgen dat de patiënt deze noodzakelijke zorg krijgt. Is afleveren van het voorgeschreven geneesmiddel niet verantwoord dan moet er contact opgenomen worden met de voorschrijver voor een ander recept.

> Het Regionaal Tuchtcollege Groningen oordeelde in 1995 dat een apotheker niet mocht weigeren om insuline te leveren aan een patiënt die hiervoor geen recept had en ook geen geld bij zich had. Het betrof hier een verzoek om noodzakelijke zorg. De apotheker mag dit nooit uit financiële overwegingen weigeren.

Een apotheker mag dus niet weigeren een overeenkomst aan te gaan omdat er een vermoeden is dat de patiënt de kosten niet zal betalen.

> De directie van een wooncomplex voor 55-plussers en apotheker X. komen met elkaar overeen dat de directie ervoor zal zorgen dat de recepten voor alle in het complex wonende personen naar apotheek X. gestuurd zullen worden. De bewoners kunnen hun recepten inleveren bij de receptie en de apotheek zal de geneesmiddelen daar afgeven. De directeur en de apotheker leggen hun afspraken vast in een overeenkomst.
> De apotheek krijgt op een dag onder andere een recept voor mevrouw De Vries en levert zoals afgesproken de geneesmiddelen af bij de receptie. De volgende dag komt mevrouw De Vries naar de apotheek en brengt de geneesmiddelen terug. Ze zegt dat ze geen overeenkomst heeft met deze apotheek.

Mevrouw De Vries heeft inderdaad geen overeenkomst met apotheker X. Deze apotheker heeft een overeenkomst met de directie van het wooncomplex. Maar de directeur kan geen overeenkomst afsluiten namens mevrouw De Vries. Hiervoor moet mevrouw De Vries zelf toestemming geven. Mevrouw De Vries kan nog heel goed voor zichzelf zorgen en het was niet de bedoeling dat haar recepten naar apotheker X. gestuurd zouden worden. Het is haar zelfs niet eens gevraagd.

6.3 Het opzeggen van een overeenkomst

Als een patiënt eenmaal bij een apotheek geneesmiddelen heeft verkregen is hij niet verplicht om hier in het vervolg altijd naar toe te gaan. Zie ook hiervoor. De patiënt heeft een vrije keuze van apotheek. In de apotheek is het niet gebruikelijk dat de patiënt de overeenkomst officieel opzegt. Als een patiënt overstapt naar een andere apotheek dan zal de nieuwe apotheek het medicatiedossier van de patiënt willen hebben. De nieuwe apotheek kan de oude apotheek om dit dossier vragen maar moet daarbij wel aantonen dat de patiënt hiervoor toestemming heeft gegeven. Ook kan de patiënt zelf (een kopie van) het dossier ophalen en naar de nieuwe apotheek brengen. Het verzoek om het dossier over te dragen betekent officieel dat de patiënt de overeenkomst met de oude apotheek opzegt. De patiënt hoeft hierbij geen reden op te geven waarom de overeenkomst wordt beëindigd. Er is ook geen opzegtermijn waar de patiënt zich aan moet houden, tenzij er op dat moment nog geneesmiddelen voor de patiënt besteld zijn. De overeenkomst wordt dan beëindigd op het moment dat die geneesmiddelen zijn afgeleverd.

De apotheker kan de overeenkomst alleen vanwege gewichtige redenen opzeggen. Zonder gewichtige reden kan de overeenkomst niet worden beëindigd. Bij gewichtige redenen denkt men onder andere aan een verstoorde relatie tussen hulpverlener en patiënt, het feit dat de patiënt weigert medewerking te verlenen, ernstige verbale agressie, dronkenschap en bedreiging van het personeel. Eenmalig onbehoorlijk gedrag van de patiënt aan de balie mag nog geen reden zijn om de overeenkomst te beëindigen. De apotheker moet de patiënt na herhaald ongewenst gedrag eerst een waarschuwing geven, liefst schriftelijk. De patiënt wordt hierbij de kans geboden om zich in het vervolg normaal te gedragen. Lukt dit niet en blijft de patiënt zich agressief gedragen, dan kan de apotheker de overeenkomst met deze patiënt beëindigen.

> Patiënt B. heeft al meerdere malen het apotheekpersoneel bedreigd. Hij gebruikt vooral verbaal geweld en jaagt ze telkens de stuipen op het lijf. De apotheker heeft de man er al een paar keer op aangesproken. Op een zeker moment is de maat vol, de apotheker stuurt de man een brief waarin staat dat hem de toegang tot de apotheek wordt geweigerd als hij zich niet beter kan gedragen. De eerstvolgende keer dat patiënt B. weer in de apotheek komt gedraagt hij zich nog bruter dan voorheen. Hij gebruikt nu ook lichamelijk geweld doordat hij de assistente aan de balie stevig bij haar arm pakt en haar bijna over de balie heen trekt. Dit is voor de apotheker de laatste druppel en zij deelt meneer mede dat hij niet meer gewenst is in deze apotheek. De overeenkomst is beëindigd en ze wil ook geen nieuwe overeenkomst met deze man.

Als een patiënt niet meer welkom is in een apotheek wordt er in principe ook zorg geweigerd. Als de patiënt deze zorg, binnen een bepaalde afstand, nergens anders kan krijgen dan zal de apotheker toch moeten blijven leveren. Vaak wordt in een dergelijke situatie een afspraak gemaakt dat de patiënt niet zelf naar de apotheek komt, maar dat de recepten door iemand anders worden gebracht en dat de geneesmiddelen bij de patiënt aan huis worden bezorgd. Dit bezorgen kan een probleem zijn als de patiënt ook agressief optreedt tegenover de bezorger. Dan zal er een andere oplossing gezocht moeten worden, waarbij er geen enkel contact is tussen de patiënt en een apotheekmedewerker. Soms is het een oplossing dat huisgenoten of een andere relatie van de patiënt namens deze patiënt naar de apotheek komt.

Als de patiënt weigert de rekening te betalen kan dat uiteindelijk ook een reden zijn om de behandelingsovereenkomst te beëindigen. Zoals eerder is aangegeven mag een apotheker niet weigeren omdat er een vermoeden is dat de patiënt de rekening niet zal betalen. Als er echter in alle redelijkheid niet meer van de apotheker kan worden gevraagd om de overeenkomst voort te zetten, dan mag de overeenkomst worden beëindigd. Kan de patiënt de gevraagde zorg nergens anders krijgen en gaat het om noodzakelijke zorg dan is er een probleem. In dat geval zal de apotheker toch moeten blijven leveren en kan de overeenkomst niet worden beëindigd.

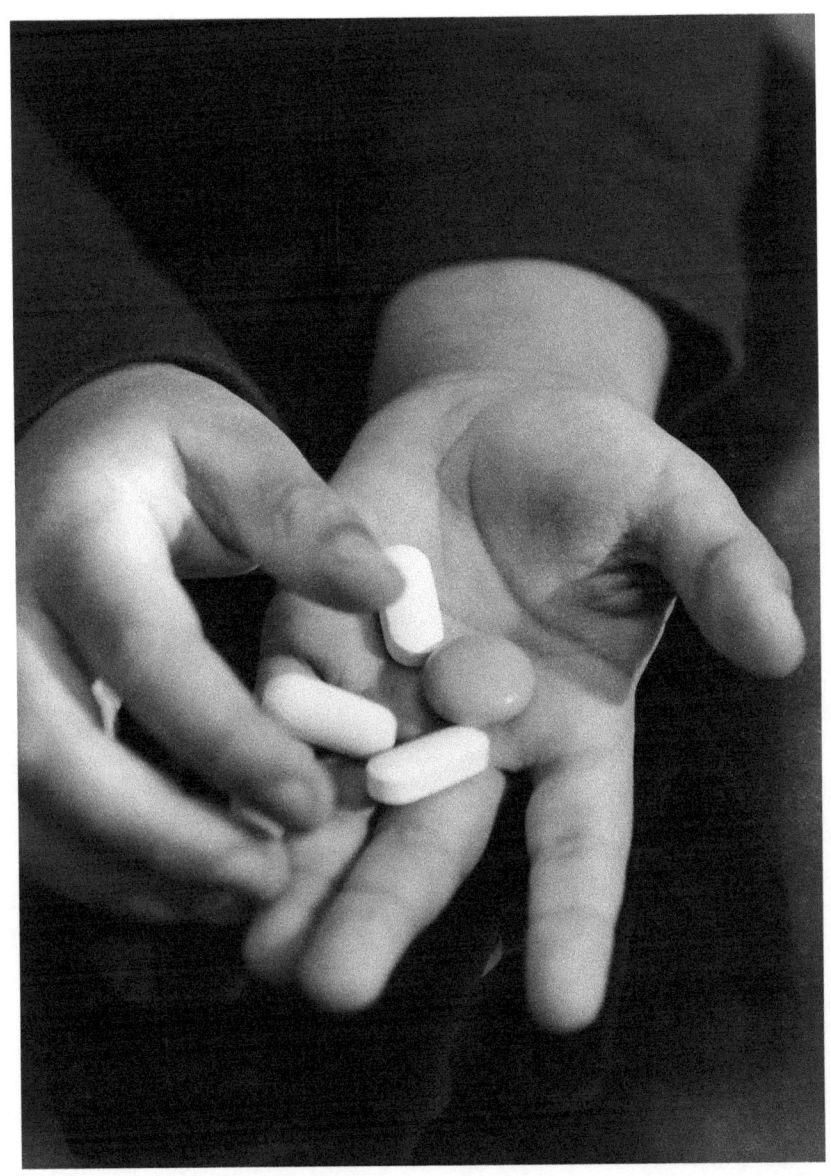

7 De Wet op het elektronisch patiëntendossier

In de apotheek zijn we gewend om te werken met een (gedeeltelijk) elektronisch dossier. De gegevens van het recept worden overgetypt en in de computer opgeslagen. Op het recept worden aantekeningen gemaakt en, niet onbelangrijk, hier staan ook de controleparafen op die niet worden overgenomen in de computer. Het papieren recept wordt ook bewaard in de apotheek. Het dossier in de apotheek bestaat dus uit zowel een elektronisch deel als een papieren deel. Voor de medicatiebewaking is het elektronische deel van belang. Dit elektronische deel kan ook gedeeld worden met andere zorgverleners. In de afgelopen jaren wordt hier, mede door de komst van internet, in de apotheek steeds meer gebruik van gemaakt. Apothekers die op hetzelfde netwerk zijn aangesloten kunnen dossiers bij elkaar inzien. Dat is handig als de patiënt buiten de gewone openingstijden van de apotheek naar een apotheek gaat waar verder geen gegevens van de patiënt aanwezig zijn. De waarnemende of dienstapotheker kan dan ook rekening houden met de medicijnen die de patiënt al gebruikt.

Het toegang verlenen tot de elektronische patiëntengegevens gebeurt lokaal of regionaal. Er wordt al jaren gesproken over en gewerkt aan een landelijk elektronisch dossier, waarbij alle zorgverleners gegevens van patiënten op kunnen vragen, ongeacht waar in Nederland. De invoering van dit landelijke elektronisch patiëntendossier (EPD) wordt steeds weer uitgesteld, maar komt wel steeds dichterbij. Het elektronisch medicatiedossier (EMD) en het waarneemdossier huisartsen (WDH) zijn de eerste onderdelen die ingevoerd zullen worden. In 2008 is men in een aantal pilotregio's begonnen met het uittesten van het EPD. In deze regio's wordt op lokaal of regionaal niveau het EMD uitgetest door apothekers en andere zorgverleners. De pilots brengen allerlei 'kinderziektes' naar voren die men voor de landelijke aansluiting kan repareren.

7.1 Wat is het EPD?

Het landelijke dossier bestaat in feite niet echt, het is een virtueel dossier. Er is geen sprake van een groot landelijk dossier waar alle patiëntengegevens uit Nederland worden opgeslagen. De door artsen en apothekers vastgelegde gegevens blijven op de computer van deze zorgverleners staan. Deze computers worden met elkaar verbonden via het landelijk schakelpunt (LSP). Het LSP is een wegwijzer naar de vindplaats van patiëntengegevens. Een apotheker die gegevens in wil zien van een patiënt die nog niet eerder in deze apotheek is geweest doet een verzoek via het LSP of er gegevens van deze patiënt zijn aangemeld. Het LSP geeft als antwoord bij welke zorgverleners informatie over deze patiënt te vinden is. De apotheker kan de gegevens vervolgens bij die apotheek of arts opvragen. Ook dit opvragen gebeurt elektronisch.

Apothekers, (waarnemende) huisartsen en specialisten kunnen gegevens zien over medicijnen die aan patiënten zijn voorgeschreven en afgeleverd. Men heeft dus geen inzage in het volledige dossier dat de betreffende zorgverleners van een patiënt hebben opgeslagen. Alleen de behandelend arts of de apotheek waar de patiënt zijn medicijnen haalt hebben inzage in die gegevens. De waarnemer van de huisarts krijgt inzage in de samenvatting van het dossier dat de huisarts van een patiënt heeft. Andere zorgverleners hebben geen toegang tot dit waarneemdossier.

De zorgverleners hebben alleen toegang via een persoonlijke pas (de UZI-pas) en indien het gebruikte netwerk voldoet aan de hieraan gestelde (beveiligings) eisen.

7.2 De inhoud van het elektronische dossier

De gegevens die in het EDP beschikbaar worden gesteld bestaan uit professionele samenvattingen of beperkte gegevenssets. In het rapport *Gegevensuitwisseling via het landelijk elektronisch medicatiedossier*[1] is opgenomen welke informatie nodig en wenselijk is om op een verantwoorde wijze geneesmiddelen te kunnen voorschrijven. Naast gegevens over voorgeschreven en verstrekte medicatie zijn ook gegevens over allergieën, intoleranties, aandoeningen, ziektes en ervaringen van de patiënt zelf relevant.

7.3 Wat regelt de Wet EPD?

Voor het landelijk elektronisch uitwisselen van patiëntengegevens moet een basis zijn in de wet. De bestaande wetgeving acht men niet toereikend. Daarom is er een speciale wet opgesteld. Het betreft het wetsvoorstel tot wijziging van de Wet gebruik burgerservicenummer in de zorg. Dit wetsvoorstel wordt kortweg de Wet EPD genoemd. In februari 2009 heeft de Tweede Kamer het wetsvoorstel voor de Wet EPD aangenomen. De verwachting was dat de wet omstreeks september 2009 in werking zou kunnen treden en dat het dossier vanaf die datum landelijk uitgerold zou worden. De minister heeft de invoering van het landelijke EPD echter uitgesteld. De Tweede Kamer heeft onder andere aangedrongen op een soort 'hackerstest'

---

1 *Werkgroep Vaststelling Medicatiedossier, 9 september 2005.*

voordat er meer zorgverleners op het EPD aangesloten zouden worden. Ook heeft de Tweede Kamer als voorwaarde gesteld dat de patiënt bij de invoering van het landelijke EPD toegang moet hebben tot het eigen dossier. De oorspronkelijke planning was dat de patiënt op een later moment pas toegang zou kunnen krijgen. De Eerste Kamer moet het wetsvoorstel ook nog behandelen voordat de wet ingevoerd kan worden. In september 2009 heeft de Eerste Kamer de behandeling van het wetsvoorstel aangehouden. Zowel de wet als het dossier zelf zullen daarom niet voor 2010 in werking kunnen treden.

De Wet EPD regelt het LSP, de inhoud van de verwijsindex en het beheer van het LSP. In de wet staan de eisen die worden gesteld aan de beheerder van het LSP. Verder staat er in de wet voor zorgaanbieders een verplichting tot aansluiting op het LSP. Zorgaanbieders moeten aan een aantal voorwaarden voldoen en moeten gebruik maken van een netwerk dat voldoet aan de zogenaamde GBZ-eisen. In de wet is opgenomen welke gegevens de zorgaanbieder aan moet melden, hoe hier mee om moet worden gegaan en tot welke gegevens men toegang heeft. De wet regelt ook een klantenloket waar patiënten terecht kunnen met vragen en klachten. Adviezen van het College bescherming persoonsgegevens (CBP) hebben ervoor gezorgd dat de rechten van de patiënt voldoende zijn gewaarborgd. De Wet EPD regelt alleen de kaders voor het EPD. Nadere uitwerking van deze kaders zal geschieden bij algemene maatregel van bestuur.

7.3.1 De patiëntenrechten in de Wet EPD

In beginsel gelden de waarborgen van de WBP en de WGBO ook voor de elektronische verwerking van medische gegevens. Deze wetten gaan uit van een verbod op het verwerken van medische persoonsgegevens. Een zorgaanbieder mag aan anderen geen gegevens over zijn patiënt verstrekken. Zelfs de mededeling dat een persoon zijn patiënt is, is niet toegestaan. Voor het EPD zou dit verbod betekenen dat een zorgaanbieder de landelijke verwijsindex niet mag raadplegen aangezien hij daarmee te kennen geeft dat een bepaalde persoon zijn patiënt is. Het verbod is echter niet van toepassing indien de verwerking geschiedt door hulpverleners, instellingen of voorzieningen voor gezondheidszorg of maatschappelijke dienstverlening, voor zover dat met het oog op een goede behandeling of verzorging van de patiënt noodzakelijk is. Voor de zorgaanbieders betekent dit dat zij uitsluitend het EPD mogen raadplegen indien zij de desbetreffende patiënt zorg verlenen.

Bij het EPD wordt er uitgegaan van informed consent. Dit wil zeggen dat de patiënt goed geïnformeerd moet worden en daarna gemotiveerd toestemming kan geven. In november 2008 is er op alle huisadressen in Nederland een brief bezorgd van de minister over de invoering van het EPD. In deze brief werd het EPD aangekondigd en er werd aangegeven dat er een mogelijkheid is om bezwaar te maken tegen opname van de gegevens in het LSP. Als er geen bezwaar is gemaakt, worden de gegevens beschikbaar gesteld aan het LSP. Naar aanleiding van deze brief hebben ruim 450.000 mensen bezwaar aangetekend tegen opname in het LSP.

Wanneer er door een behandelaar voor de eerste keer gebruik wordt gemaakt van het LSP krijgt de patiënt opnieuw informatie. De patiënt kan dan opnieuw bezwaar maken tegen het gebruik van zijn gegevens in het LSP. Een eenmaal aangetekend bezwaar kan ook altijd weer worden ingetrokken. Om de patiënt in staat te stellen gebruik te kunnen maken van zijn rechten ten aanzien van het EPD, moet de zorgaanbieder de patiënt informeren over de werking van het EPD en over de voor- en nadelen van het EPD. Het recht van de patiënt om een eigen verklaring toe te voegen aan het dossier, het recht op inzage, wijziging van gegevens en het recht op vernietiging van het dossier zijn ook van toepassing op het elektronische dossier. Daarnaast heeft de patiënt het recht om gegevens in het EPD te blokkeren of af te schermen. De patiënt krijgt ook zelf toegang tot de eigen gegevens.

De beheerder van het LSP biedt de patiënt op diens verzoek inzage in de indexgegevens. Hiermee wordt de patiënt geïnformeerd of persoonsgegevens van hem worden verwerkt en zo ja, welke categorieën van gegevens het betreft, en welke ontvangers of categorieën van ontvangers. Daarnaast wordt er medegedeeld wat de herkomst is van de gegevens. De patiënt kan verzoeken bepaalde wijzigingen aan te brengen in gegevens die feitelijk onjuist zijn, voor het doel van de verwerking onvolledig of niet ter zake doende, dan wel anderszins in strijd met een wettelijk voorschrift. De beheerder zal bij de beoordeling van zo'n verzoek de zorgaanbieder erbij moeten betrekken.

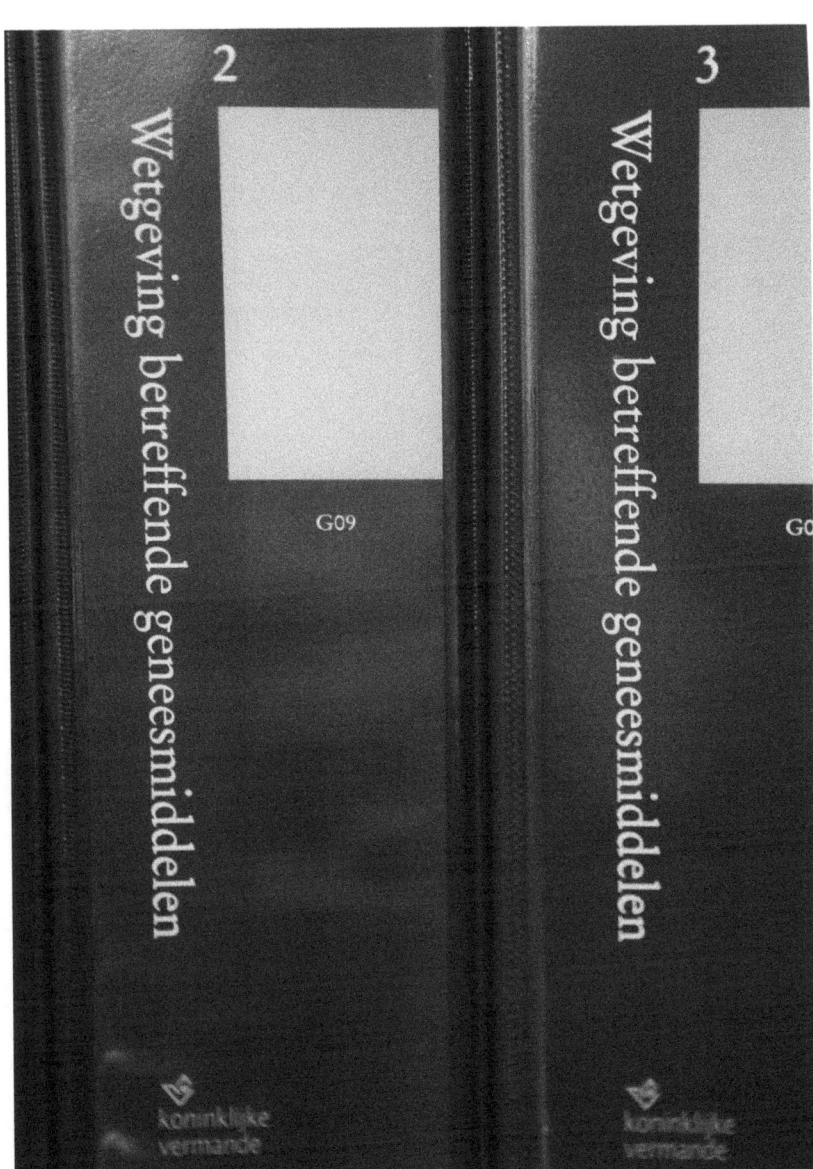

8 De Wet cliëntenrechten zorg

Op 23 mei 2008 heeft Minister Klink van VWS het programma *Zeven rechten voor de cliënt in de zorg: Investeren in de zorgrelatie* aan de Tweede Kamer aangeboden. In dit programma zijn zeven rechten van de patiënt geformuleerd:
- het recht op beschikbare en bereikbare zorg
- het recht op keuze en keuze-informatie
- het recht op kwaliteit en veiligheid
- het recht op informatie, toestemming, dossiervorming en privacy
- het recht op afstemming tussen zorgverleners
- het recht op een effectieve, laagdrempelige klacht- en geschillenbehandeling
- het recht op medezeggenschap en goed bestuur

Uit dit programma is een wetsvoorstel voortgekomen waarvan in het voorjaar van 2009 een concept voor commentaar is aangeboden aan betrokken organisaties in de zorg.

8.1 De noodzaak tot verbetering van de positie van de patiënt

De rechten van de patiënt staan nu verspreid in een groot aantal wetten. De NPCF heeft aangedrongen op een basiswet die samenhang aanbrengt tussen bestaande wetten en waarin leemtes worden opgevuld. De minister heeft hierover advies gevraagd aan de RVZ en de IGZ. De RVZ is van mening dat de cliëntenrechten ontoegankelijk zijn. Verder worden de volgende knelpunten aangegeven:
- De zorgaanbieder is wel verplicht om verantwoorde zorg te leveren, maar dit is niet als een recht voor de patiënt in een wet vastgelegd. In de WGBO wordt een ander begrip gehanteerd: 'goed hulpverlenerschap'. Het is niet duidelijk of hiermee hetzelfde wordt bedoeld als met 'verantwoorde zorg'. Er is vaak onvoldoende informatie voor de cliënt om een weloverwogen keuze te maken tussen de diverse zorgaanbieders.
- Er is sprake van onvoldoende effectiviteit van de huidige klachtenregeling. De drempel om te klagen wordt als te hoog ervaren. Daarnaast zijn de uitspraken van de klachtencommissie niet bindend.

- Als er sprake is van ketenzorg kan de cliënt te maken krijgen met diverse zorgaanbieders die elk een eigen klachteninstantie hebben.
- De besturen van zorginstellingen hebben onvoldoende aandacht voor de kwaliteit van de zorg.

Naast de aanpassingen in de wet worden er nog een aantal andere maatregelen genomen. Genoemd worden:
- versterking van patiënten-, gehandicapten- en ouderenorganisaties
- de kwaliteit moet inzichtelijker worden
- betere richtlijnen voor kwaliteit, veiligheid en doelmatigheid van zorg
- stimuleren patiëntveiligheid
- meer samenwerking tussen zorgaanbieders met het oog op kwaliteit
- betere informatievoorziening over cliëntenrechten
- meer onafhankelijke financiering cliëntenraden
- betere toegang tot de geschillencommissie
- verbeteringen goed bestuur

8.2 Reikwijdte van de Wet cliëntenrechten zorg

De Wet cliëntenrechten zorg is van toepassing op alle zorg, op diensten zoals omschreven in de Zvw of de AWBZ en op overige handelingen op het gebied van individuele gezondheidszorg. De rechten van de patiënt gelden voortaan niet alleen bij een geneeskundige behandeling, maar in alle relaties tussen patiënt en zorgaanbieder. Daarom wordt de term patiënt vervangen door cliënt.

Ook de alternatieve behandelwijzen vallen onder de reikwijdte van de wet. Het is hierbij niet van belang of de zorg verleend wordt door een BIG-geregistreerde beroepsbeoefenaar of een beroepsbeoefenaar die niet in dit register is opgenomen. Alle aanbieders van alternatieve zorg verplicht om goede zorg te verlenen. Het wordt door deze wet mogelijk om alternatieve behandelaars bestuursrechtelijk aan te pakken indien zij zich niet aan hun verplichtingen als zorgaanbieder houden of wanneer er geen sprake is van goede zorg.

8.3 Doel van de nieuwe wet

Doel van de nieuwe wetgeving is het versterken van de positie van de patiënt in de zorg. Door de Zvw, de WTZI en de WMG is de positie van de verzekeraars gemarkeerd. Hiermee zijn de eerste stappen gezet op weg naar een stelsel waarin voor zorgaanbieders meer ruimte is om te ondernemen. Het wetsvoorstel bewerkstelligt dat de patiënt gemakkelijker kan kiezen voor de zorgaanbieder die bij hem en zijn zorgvraag past. Er wordt voor gezorgd dat de zorg die de patiënt krijgt verantwoord en veilig is en dat hij informatie krijgt om een afweging te kunnen maken of hij de aangeboden zorg wel of niet wil ontvangen.

8.4 De belangrijkste wijzigingen

Een groot aantal bepalingen die nu verspreid zijn opgenomen in diverse wetgeving komen ongewijzigd terug in het wetsvoorstel. Met name de zogenaamde klassieke rechten uit de WGBO worden grotendeels ongewijzigd overgenomen. Maar er komt ook een aantal rechten bij en een aantal van de huidige rechten wordt aangepast. Hieronder volgt een samenvatting van de belangrijkste wijzigingen.

- Het wetsvoorstel waarborgt dat de zorg veilig is en van een goed niveau.
- De patiënt krijgt het recht op goede zorg. Dit is een afdwingbaar recht. De basis voor een goede zorgverlening is de vertrouwensband tussen patiënt en zorgaanbieder. De patiënt moet erop kunnen rekenen dat de zorg goed is, dat zijn rechten goed geregeld zijn en dat die rechten door de zorgaanbieder gerespecteerd worden. Vanuit de Kwaliteitswet en de Wet BIG kennen we het begrip verantwoorde zorg. De WGBO gebruikt de term goed hulpverlenerschap. Deze begrippen zijn door de verschillende verenigingen van beroepsbeoefenaren uitgewerkt in professionele richtlijnen, protocollen en gedragsregels. In het wetsvoorstel worden de begrippen verantwoorde zorg en goed hulpverlenerschap samengevoegd tot het begrip goede zorg.
- De zorg dient veilig te worden verleend. Onder veiligheid wordt verstaan het (nagenoeg) ontbreken van (de kans op) aan de patiënt toegebrachte schade (lichamelijk of psychisch) als gevolg van het niet volgens de professionele standaard handelen van individuele beroepsbeoefenaren of door een tekortkoming van het zorgsysteem.
- Het begrip zorg is ruimer geformuleerd.
- In tegenstelling tot de WGBO is er geen speciale bepaling voor de 'tussencategorie' van 12- tot 16-jarigen. Een kind van 12 jaar of ouder dat in staat is tot redelijke waardering van zijn belangen hoeft geen toestemming van zijn ouders te hebben voor een behandeling. Als de patiënt de leeftijd van 12 jaar heeft bereikt zijn alle in de wet genoemde rechten direct van toepassing op de patiënt zelf.
- De patiënt heeft er recht op dat een zorgaanbieder zich ervan vergewist of de patiënt ook zorg ontvangt van andere zorgaanbieders. Dit geldt tussen individuele, vrijgevestigde zorgaanbieders onderling en met instellingen en tussen verschillende instellingen. Als een patiënt van meerdere zorgaanbieders zorg ontvangt moeten deze zorgaanbieders dit weten, elkaar op de hoogte houden en de zorg op elkaar afstemmen. Het EPD zal deze afstemming vergemakkelijken, volgens de minister.
- Als een zorgaanbieder de patiënt doorverwijst naar een andere zorgaanbieder houdt hij nog een aantal verplichtingen. De eerste zorgaanbieder moet controleren of de ander de zorg wel kan verlenen. De zorg moet tijdig beschikbaar zijn en de andere zorgaanbieder moet bevoegd zijn om de zorg te bieden. De doorverwijzende zorgaanbieder is verantwoordelijk totdat de patiënt door de ander in zorg is genomen. De doorverwijzende zorgaanbieder dient de ander de gegevens uit het medisch dossier te ver-

strekken. Hij moet de andere zorgaanbieder goed informeren, het dossier moet overgedragen worden.
- Met de uitbreiding van het recht op informatie wordt de positie van de patiënt verstevigd. De door de patiënt gekozen zorgaanbieder moet uitvoerig met de patiënt overleggen over de mogelijk te verlenen zorg. Er wordt samen met de patiënt een zorgplan opgesteld en besproken.
- De zorgaanbieder moet zich bij iedere patiënt rekenschap geven van het bevattingsvermogen van de patiënt.
- Er wordt in principe altijd eerst uitgegaan van de wilsbekwame patiënt. Is een patiënt blijvend (of langere tijd) wilsonbekwaam dan is er een curator of mentor die de belangen van de patiënt behartigt. Is een patiënt tijdelijk wilsonbekwaam dan kan het zijn dat er iemand schriftelijk gemachtigd is door de patiënt. Ontbreekt een dergelijke machtiging dan kunnen de echtgenoot, geregistreerde partner, levensgezel, ouder, kind, broer of zuster de patiënt vertegenwoordigen. Nieuw is de bepaling dat de zorgaanbieder in het dossier moet aantekenen dat hij de patiënt niet in staat acht tot redelijke waardering van zijn belangen ter zake (ofwel, wilsonbekwaam).
- De dossiers moeten tot 30 jaar na de laatste wijziging bewaard worden. Dit is dus een verdubbeling ten opzichte van de termijn in de WGBO.
- De zorgaanbieder wordt verplicht om incidenten bij de zorgverlening, die merkbare gevolgen kunnen hebben voor de patiënt, zo spoedig mogelijk aan de patiënt te melden en dit in het dossier aan te tekenen.
- Het recht op (ruimtelijke) privacy van de patiënt is overgenomen uit de WGBO, maar de bepaling dat buiten waarneming in de apotheek betekent buiten gehoorsafstand, staat er niet meer bij.
- De klachtenregeling is gewijzigd ten opzichte van de regeling zoals nu is opgenomen in de WKCZ. De zorgaanbieder treft een schriftelijke regeling voor de opvang en afhandeling van klachten over de naleving van deze wet door de zorgaanbieder. In de regeling van de zorgaanbieder kan worden bepaald dat deze niet van toepassing is op klachten voor zover deze betrekking hebben op door de patiënt geleden schade. Is dit niet expliciet vermeld dan kan de klachtencommissie dus ook oordelen over een schadevergoeding.
- Alle zorgaanbieders moeten zich aansluiten bij een onafhankelijke instantie waarbij patiënten een bindend advies kunnen krijgen over een geschil met een zorgaanbieder. De patiënt heeft in beginsel geen directe toegang tot de geschilleninstantie, maar er zijn een aantal uitzonderingen hierop. De geschilleninstantie fungeert als een beroepsinstantie voor klachten die niet naar tevredenheid zijn afgehandeld door de klachteninstantie. De geschilleninstantie is bevoegd tot het bindend opleggen van een schadevergoeding tot een bedrag van maximaal 25.000 euro.

8.5 Het recht op keuze-informatie

Zorgaanbieders zijn via verschillende wetten verplicht hun gegevens over de zorgverlening openbaar te maken. Voor de patiënt is dit onoverzichtelijk.
- De WMG verplicht de zorgaanbieders informatie over tarieven en kwaliteit openbaar te maken.
- Op grond van de WTZI moeten zorgaanbieders maatschappelijke verantwoording afleggen.
- Er is een openbaar register van toegelaten instellingen op grond van de WTZI.
- Er is een openbaar register van beroepsbeoefenaren op grond van de Wet BIG.
- De zorgaanbieders moeten verslag doen van de gerealiseerde kwaliteit en het kwaliteitsbeleid op grond van de Kwaliteitswet.
- De WKCZ en de WMCZ bevatten verplichtingen ten aanzien van het (openbaar) verslag.

Om te kunnen kiezen uit de beschikbare zorgaanbieders moet de patiënt goede informatie ter beschikking hebben over de inhoud, kwaliteit en prijs van de zorg, die ook vergelijking van de prestaties van de zorgaanbieders mogelijk maakt.

De patiënt heeft informatie nodig over:
- welke zorgaanbieder op welke plaats
- de kwaliteit van de prestaties van de zorgaanbieder
- de tarieven voor de prestaties
- de ervaringen van andere patiënten
- de wetenschappelijk bewezen werkzaamheid van de prestaties en diensten
- de wachttijd
- de rechtspositie van de patiënt

In de Wet cliëntenrechten zorg komt een afdwingbaar recht op keuze-informatie. De zorgaanbieder krijgt de plicht informatie te verschaffen die de patiënt inzicht geeft in de kwaliteit van prestaties en de gemeten resultaten van een behandeling.

Lijst met gebruikte afkortingen

BSN	Burgerservicenummer	
BW	Burgerlijk Wetboek	
BUA	Besluit uitoefening artsenijbereidkunst	
CBP	College bescherming persoonsgegevens	
EMD	elektronisch medicatiedossier	
EPD	elektronisch patiëntendossier	
IGZ	Inspectie voor de Gezondheidszorg	
KNMG	Koninklijke Nederlandsche Maatschappij tot bevordering der Geneeskunst	
KNMP	Koninklijke Nederlandse Maatschappij tot bevordering der Pharmacie	
KWZ	Kwaliteitswet zorginstellingen	
LSP	landelijk schakelpunt	
NAN	Nederlandse Apotheeknorm	
NEN	Nederlands Normalisatie Instituut	
NPCF	Nederlandse Patiënten Consumenten Federatie	
NVZA	Nederlandse Vereniging van Ziekenhuisapothekers	
UZI-pas	Unieke Zorgverlener Identificatiepas	
VWS	(Ministerie van) Volksgezondheid, Welzijn en Sport	

WBP	Wet bescherming persoonsgegevens
WCZ	Wet cliëntenrechten zorg
WKCZ	Wet klachtrecht cliënten zorgsector
Wet BIG	Wet beroepen in de individuele gezondheidszorg
WGBO	Wet op de geneeskundige behandelingsovereenkomst
WMO	Wet marktordening gezondheidszorg
WMOM	Wet medisch wetenschappelijk onderzoek met mensen
ZAS	Ziekenhuisapotheek Standaard

Handige websites

www.apotheek.nl
www.bsn.nl
www.cbpweb.nl
www.clientenrechten.nl
www.igz.nl
www.info-epd.nl
www.kennisring.nl
www.kiesbeter.nl
www.klachtenrichtlijn.nl
www.knmp.nl
www.mijnprivacy.nl
www.wetten.overheid.nl
www.zorgbelang-nederland.nl

Literatuur

Hermans HEGM, & Buijsen MAJM. *Recht en gezondheidszorg*. Maarssen: Elsevier gezondheidszorg, 2008.

Kamerstukken. *Zeven rechten voor de cliënt in de zorg: Investeren in de zorgrelatie*. Kamerstukken II, 28439, nr. 98. Den Haag: Ministerie van VWS, 2006-2007.

Kamerstukken. *Wijziging van de Wet gebruik burgerservicenummer in de zorg in verband met de elektronische informatieuitwisseling in de zorg.* Kamerstukken I, 31 466. Den Haag: Ministerie van VWS, 2008-2009.

KNMP. *De Nederlandse Apotheeknorm 2006 (NAN 2006)*. Den Haag: KNMP, 2006.

Leenen HJJ, Dute JCJ, & Kastelein WR. *Handboek gezondheidsrecht, deel 2*. Houten: Bohn Stafleu van Loghum, 2008.

Leenen HJJ, Gevers JKM & Legemaate J. *Handboek gezondheidsrecht, deel 1. Rechten van de mens in de gezondheidszorg*. Houten: Bohn Stafleu van Loghum, 2007.

Wetgeving betreffende geneesmiddelen (losbl./G09). Den Haag: SDU uitgevers. (Zie: http://www.sdu.nl/catalogus/G09HW).

Wetgeving betreffende kwaliteit in de gezondheidszorg en patiëntenrechten (losbl./B18). Den Haag: SDU uitgevers. (Zie: http://www.sdu.nl/catalogus/B18HW)

Rijksen WP, Louwerse CP, Nuyten MEM, Crebas EM, Nouwt J, Verkleij & Lucieer (red.). *Handboek privacy in de gezondheidszorg* (losbl./P23). Den Haag: SDU uitgevers. (Zie: http://www.sdu.nl/catalogus/P23HW)

Sluyters, B. & Biesaart, M.C.I.H. *De Geneeskundige behandelingsovereenkomst*. Deventer: Kluwer juridisch, 2005.

Veen EB, van & Oltshoorn-Heim ETM. *De WGBO, de betekenis voor hulpverleners in de gezondheidszorg*. Den Haag: SDU uitgevers, 2008.

De auteur

Jurriane Rendering behaalde in 1973 het diploma apothekersassistent en werkte daarna enige jaren in de openbare en ziekenhuisfarmacie. Vanaf 1987 werkte ze bij de Faculteit Farmacie te Utrecht en volgde in de avonduren de studie Nederlands Recht, waarvoor zij in 1996 afstudeerde. Na het afstuderen werkte zij als docent Farmaceutisch Recht bij zowel de Faculteit Farmacie te Utrecht als de Afdeling Farmacie van de Rijksuniversiteit Groningen. In 1998 kwamen daar een functie als secretaris registratiecommissie bij de KNMP bij en een functie als stagecoördinator bij Farmacie in Groningen. In 2002 aanvaardde zij een fulltime functie als juridisch adviseur bij de afdelingen Arbeidsvoorwaarden en Juridische Zaken van de KNMP. Ze leverde echter nog steeds een bijdrage aan het juridisch onderwijs voor farmaciestudenten in zowel Groningen als Utrecht.

Vanaf 1 januari 2008 is ze parttime werkzaam als juridisch adviseur bij de KNMP en is daarnaast werkzaam als zelfstandig juridisch adviseur. Naast het juridisch onderwijs voor farmaciestudenten verzorgt ze ook onderwijs voor de Hbo-opleiding Farmaceutisch Consulent. Ook verzorgt ze nascholingscursussen voor apothekers en apothekersassistenten.

Aandachtsgebieden zijn het geneesmiddelenrecht, de opiumwetgeving en het gezondheidsrecht met privacyrecht in het bijzonder.

Register

aanpalende handelingen	83	controleparafen	91
aansprakelijk	38	curator	70
aansprakelijkheid	26		
advies	21	declaratiegegevens	55
afleverplicht	85	dienstapotheek	85
Algemene apotheek verkoop- en betalings-		direct betrokken	46
voorwaarden	22	dubbele toestemming	67
algemene service	29		
andere doeleinden	57	echtgenoot	70
artikel 31 Besluit uitoefening artsenijbe-		eerste uitgifte	29
reidkunst	50	eigen verantwoordelijkheid	33
artikel 34 Wet BIG	14	eigen verdediging	47
artikel 40 Wet BIG	14	eigen verklaring	94
artikel 88 Wet BIG	45	eigendom	51
		elektronisch medicatiedossier	91
bedenktijd van 7 werkdagen	22	elektronisch patiëntendossier	91
begrijpelijke informatie	30	elektronische inzage	49
behandelingsovereenkomst	46	EMD	91
beroepscode	11	EPD	91
beroepsgeheim	46	etiket	19
bewaarplicht	55	expliciete toestemming	45
bewaartermijn	55		
bewijsmateriaal	47	folder	27, 31
bezorger	31	formulier	36
bijsluiter	19, 33	fout	58
bijzondere gebruiksinstructies	33	FTO	46
bijzondere gegevens	18		
buiten gehoorsafstand	40	gegevensverwerking	18
buurvrouw	32, 73	geheimhoudingsplicht	19, 45
		geïnformeerde patiënt	36
calamiteit	43, 61	geneeskundige behandeling	83
cliëntenraad	14	gewichtige redenen	87
consumentenkoop	21	goed patiëntschap	80
consumentenrechten	21		

huisbezoek	32
hulpverlener	12
hulpverlenersplicht	85
hulpvrager	12
incassobureau	79
indexgegevens	94
informatie	30
informatiegesprek	27
informatieplicht	26, 33, 35
informatieverplichting	73
informed consent	93
inspecteur	51
Inspectie voor de Gezondheidszorg	43, 61
intakegesprek	84
interne informatie	44
inzagerecht	35
inzageverzoek	25, 48
klachtenbemiddelaar	59
klachtendossier	59
klantenloket	93
koopovereenkomst	21
kopen op afstand	22
laagdrempelig	61
landelijk elektronisch dossier	91
landelijk schakelpunt	92
landelijke klachtencommissie	59
legitimatie	39
lichte regeling	14
LSP	92
machtiging	78
medebehandelaar	45
medicatieoverzicht	48, 51
meerderjarig	73
mentor	70
nabestaande	50
nabestaanden	60
namens de patiënt toestemming geven	38
NAN	11, 14
naturapolis	16
Nederlandse Apotheeknorm	11, 14
noodgeval	52, 54
noodzakelijke behandeling	86

onbehoorlijk gedrag	87
ophaalsituatie	38
ophaler	32, 38, 39
optimale medicatiebewaking	26
opzegtermijn	87
overdracht van gegevens	52
papieren dossiers	48
persoonlijke levenssfeer	40
persoonlijke werkaantekeningen	43
persoonsgegevens	18
placebo	35
preferentiebeleid	16
privacy	67, 77
proefpersonen	15
recht op inzage	94
recht op vernietiging	94
recht van verbetering	54
rechtstreeks betrokken	45
relevant	43
restitutiepolis	16
rijvaardigheid	33
ruimtelijke privacy	40
schade	63
schadelijke gevolgen	38
schadevergoeding	61, 63
schaduwdossier	44
schriftelijk gemachtigde	70
Specialistische geneesmiddelen	26
spreekkamer	40
stilzwijgende toestemming	67
stilzwijgende verlenging	85
telefonisch contact	32
therapeutische exceptie	34
therapieontrouw	79
tijdelijk wilsonbekwaam	74
toestemming	30, 46
toestemming van de patiënt zelf	39
toestemmingsformulier	37
toestemmingsvereiste	26
uitdrukkelijke toestemming	19
UZI-pas	92

vaktermen	49	Wet gebruik burgerservicenummer in de	
verantwoorde zorg	13	zorg	92
verantwoordelijkheid	38	wettelijke vertegenwoordiger	39
veronderstellen	38	wilsbekwaam	50
verplichting	43		
verstrekken van persoonsgegevens	18	ZAS	11, 14
voorbehouden handelingen	14	zelfbeschikkingsrecht	79
voorlichting	30	ziekenhuisapotheek	25
voorlichting over het geneesmiddel	29	Ziekenhuisapotheek Standaard	11, 14
vrije keuze	86	ziektekosten	16
		zonder toestemming	49
waarneemdossier huisartsen	91	zorgplicht	85
WDH	91	zorgverzekering	78
weloverwogen keuze	36	Zorgverzekeringswet	25
werkaantekeningen	44, 48	zwaarwegende redenen	50
Wet EPD	49		

GPSR Compliance

The European Union's (EU) General Product Safety Regulation (GPSR) is a set of rules that requires consumer products to be safe and our obligations to ensure this.

If you have any concerns about our products, you can contact us on

ProductSafety@springernature.com

In case Publisher is established outside the EU, the EU authorized representative is:

Springer Nature Customer Service Center GmbH
Europaplatz 3
69115 Heidelberg, Germany

www.ingramcontent.com/pod-product-compliance
Ingram Content Group UK Ltd.
Pitfield, Milton Keynes, MK11 3LW, UK
UKHW051239180426
11947UKWH00013B/848